W0395284

Halt mal, Schatz!

Jochen Malmsheimer

Halt mal, Schatz!

Alles über Planung,
Kiellegung,
Stapellauf und
Betrieb eines Babys

Besuchen Sie uns im Internet:
www.jochenmalmsheimer.de
www.wortmeisterei.com

Copyright © 2020 bei WORTMEISTEREI GbR, Bochum
2. überarbeitete Neuauflage 2021

Lektorat: Marco Ortu
Korrektorat: Neil Grant, Arno Stallmann
Gestaltung & Satz: Lindner Kommunikationsdesign | Düsseldorf
Umschlag: Jochen Malmsheimer / Lindner Kommunikationsdesign
Umschlagabbildung: Nadja Seniouk und Aaron Malmsheimer; Annie Spratt / Unsplash.com
Gesamtherstellung: CPI, Ulm
Printed in Germany.

Alle Rechte vorbehalten. All rights reserved.
Dieses Buch oder Teile dieses Buches dürfen nicht vervielfertigt, in Datenbanken gespeichert oder in irgendeiner Form übertragen werden ohne die schriftliche Genehmigung des Verlages.

ISBN
978-3-948989-00-2

Für

Heide, Jakob und Aaron,

in inniger Liebe und tiefer Dankbarkeit

und überall sonst.

Menschen, die Kinder lieben,
müssen Erwachsene hassen.

Italienische Einsicht und
meine Überzeugung

Inhalt

Vorbemerkung zur Neuauflage

Es gibt tatsächlich niemanden, der sich nicht schon über Vorworte geärgert, diese wortreich gegenüber Dritten beklagt, sie verflucht und selber äußerst lustlos hingeschludert, sich schlichtweg geweigert, eines anzufertigen, sie für obsolet befunden oder sie energisch überblättert, sie vor Zeugen ostentativ nicht gelesen oder sie gar zur Untermauerung der eigenen Abscheu extra aufmerksam und auch noch laut gelesen und sich hinterher in seinem Urteil bestärkt gefühlt, den Schreiber desselben des Fehlens jeglichen Geschmackes und des Vorhandenseins überbordender Eitelkeit geziehen oder diesen gar rundheraus verachtet und ihm alles Menschliche abgesprochen, ja jenen mit kraftvollen Ausdrücken aus der Subgürteligkeit bedacht und ihn bis hinein ins siebte Glied seiner Familie mit einem Fluch belegt hätte, in dem Fluten aus Blut und Heuschreckenschwärme tragende Rollen spielen und gerade Erstgeborene recht schlecht wegkommen; ja, es gibt also tatsächlich eigentlich niemanden auf dem weiten Erdenrund, der sich nicht im Stillen gefragt hätte: Wozu, zum Kuckuck, braucht es ein Vorwort, wozu? Und es wäre natürlich hochgradig vermessen, sich angesichts jener weltumspannenden Einhelligkeit einer Antwort zu erfrechen, etwa des Inhalts:

Nun, es gibt eine Neuauflage dieses Büchleins, nach vielen Jahren, auf Wunsch des Publikums, welches jenen über Jahre vielstimmig an mich herantrug, und es hat sich doch auch Einiges getan in jener verstrichenen Zeit seit der ersten Drucklegung, und das muß man doch erwähnen, damit kein Mißverständnis aufkomme und Trübnis, sondern ganz im Gegentum Freude herrsche allenthalben; bei denen, die da lesen, als auch bei jenem, der da schrieb, und allüberall sei Lachen, das der Eltern, aber noch mehr das der Kinder sonder Zahl, die einzuleiten, aufzusetzen, anzustoßen, aufzugießen, einzufüllen, auszutragen, freizusetzen, nachzulegen, großzuziehen, auszudeuten, auszulegen und endlich loszulassen unser aller vornehmste Aufgabe sein sollte.

Als unsere Söhne vor dreiundzwanzig und zwanzig Jahren zu uns kamen, änderte sich unser Leben nachhaltig, es wurde breiter, schwerer, schöner, innerlicher, liebevoller, anstrengender, insgesamt reizvoller und fordernder, als wir uns das je hätten erträumen können; und wir beide gehören nicht zu denen, deren Leben sich ausschließlich um die Kinder dreht und drehte, wir hatten und haben auch noch andere Vorlieben.

Aber beide Kinder sind genau die Menschen, die ich immer mal kennenlernen wollte, und es war für mich mit das Schönste in den letzten dreiundzwanzig Jahren mitzuerleben, wie sie erwuchsen.

Ich glaube fest daran, daß Kinder unsere einzige, echte Hoffnung für ihre Zukunft sind: Wir sind es offensichtlich nicht.
Sie verstehen mehr und schneller, wie wir an der Entwicklung der Klimadebatte exemplarisch ablesen können, sind sicher im Urteil, haben eine entwickelte Vorstellungskraft und hören zu und auf jedes Wort; sie lassen sich mit Talkschaugeseime nur schwer abspeisen, sind erstaunlich höflich, aber auch im richtigen Moment mißtrauisch und erkennen Parolen, wo sie ihnen begegnen, was es Politikern, gerade den herausragend Bornierten, die »lieber Fachleute ranlassen wollen«, so schwer macht, mit Ihnen zu kommunizieren.
Also los, machen Sie mal wieder was selbst, machen Sie Kinder!
Oder ermutigen Sie andere, es zu tun!
Oder schaffen Sie Bedingungen, die es anderen ermöglichen, welche zu machen, zu bekommen und zu behalten!
Wie das Kindermachen im Prinzip geht, sollten Sie wissen, da hat sich in den letzten dreiundzwanzig Jahren nichts geändert.
Und was dann, wenn Sie es getan haben, auf Sie zu kommen kann, hat sich in den letzten dreiundzwanzig Jahren auch nicht sonderlich geändert, wie ich immer wieder mitgeteilt bekam.
Und deshalb lohnt es sich allemal, hier jetzt, trotz

dieses Vorwortes, das genauso ist, wie Sie es erwartet haben, weiterzulesen.
Und das Wichtigste bei allem, und was auch immer Sie tun:
Tun Sie es zusammen und genießen Sie es!
Wie wir.

Jochen Malmsheimer

gegeben zu Bochum, AD MMXX, aestate coronarie ineunte

Vorbemerkung zur ersten Auflage

Einigen kommt einiges in diesem Buch vielleicht bekannt vor.
Das hat zwei Gründe.
Entweder Sie haben selber Kinder, dann erzähle ich Ihnen nichts Neues, sondern Bekanntes nur anders, was den Genuss daran aber nicht zwingend zu schmälern braucht. Oder Sie waren in den zurückliegenden Jahren mal in dem einen oder anderen Kleinkunsttheater oder haben, aus Versehen, Radio gehört und damit auch den einen oder den anderen Text, was den Genuß aber ebensowenig zwingend zu schmälern braucht.
Tatsächlich wurden einige der hier in zart gebündelter Form vorliegenden Miszellen in ihrer Urform einst kurz nach der Ankunft unseres ersten Sohnes verfasst und dem Publikum im Rahmen von »Tresenlesen« vorgelegt und auch -getragen. Für den vorliegenden Zweck wurden sie, auch wegen der Ankunft unseres zweiten Sohnes, gründlich überarbeitet.
Vieles jedoch ist neu und speziell für diesen kleinen Erfahrungsbericht angefertigt worden.
Und alles entspricht tatsächlich der lauteren Wahrheit, zumindest der des Autors, und ist deshalb für bare Münze zu nehmen, am besten aus einem Fachgeschäft.

Jochen Malmsheimer

gegeben zu Bochum, am 19ten Novembris AD MMI

1 — Guten Abend

»Der Anfang ist das Schwerste und danach wird's schlimmer, aber machen Sie sich keine Sorgen, es hört dann auch nicht auf, bis es da ist. Und dann fängt's erst richtig an!«

Nachbarin während der Flurwoche, aber bezüglich unserer Schwangerschaft, kurz bevor wir wegzogen

Vielleicht halten Sie das für einen etwas ungewöhnlichen Beginn eines Buches, aber ich habe den Auftrag, über das Planen, Bekommen, Hegen und Pflegen von Kindern zu schreiben. So ein Buch wird naturgemäß in der Hauptsache von Leuten gelesen, die mitreden können, also selber Kinder haben oder welche bekommen wollen oder jemanden kennen, der welche bekommen will oder muß. Beteiligen sich aber Kinder an der Gestaltung eines normalen Tages, kommt man, wenn überhaupt, nicht vor zweiundzwanzig Uhr dreißig zum Lesen, meist liegt man dann gar selbst bereits im Bett und versucht, die paar Stunden oder oft auch nur Minuten bis zum nächsten Milchalarm oder Windelwechsel herum zu kriegen. An Schlaf ist natürlich nicht zu denken, da Schlaf immer, außer Müdigkeit, auch innere Ruhe und die Fähigkeit zum Abschalten voraussetzt. Kinder lassen sich aber vor allem eines nicht: abschalten.

Guten Abend also.
Ich hoffe, die Brut ist endlich im Bett, still, satt und im Gesäßbereich geölt, gepudert und semipermeabel versiegelt. Neben Ihnen liegt der Gefährte oder die Gefährtin und schlummert tief, da er oder sie heute Nacht den ersten Einsatz hat, der, bei Glück, nur aus der Zubereitung einer frischen Flasche Milch besteht, bei Pech allerdings zusätzlich die Entfernung von Fugenschmiere bedeutet, was im halbwachen Zustand peinliche Verwechslungen nach sich ziehen kann. Ich habe einmal nächtens eine heiße Milchflasche aufgeschraubt, und, um nochmals ihre Trinktemperatur zu prüfen, den Finger in die Milch gesteckt, dann aber, durch das Schreien meines Sohnes abgelenkt, dessen zum Bersten gefüllte Windel abmontiert, dabei dummerweise herzhaft hinein gegriffen und dann erst den vormaligen Milchfinger abgeleckt. Das war nicht schön. Ich war, wie gesagt, im Halbschlaf. Dann aber sehr wach.
Sie sind sicher bereits über dieses Stadium hinaus oder noch nicht ganz drin, denn Sie haben ja Zeit zum Lesen. Ich will versuchen, Sie ein wenig zu unterhalten und aufzumuntern, Ihnen aber vor allen Dingen zurufen: Sie sind nicht allein!
Nochmals also einen guten Abend und hören Sie, wie es mir erging, damals, an jenem Septembertag des Jahres 1996, und wie es mir während der Abfassung dieses hier nun erneut vorliegenden

Erlebnisberichtes erging, gute viereinhalb Jahre später. Und wie es dazwischen war.

Nun denn, starten wir den Beginn, und zwar ganz vorne.

2 — Entschluß

»Ich will ein Kind!«
»Gut, aber will das Kind Dich?«

Chinesische Antwort auf eine europäische Frage

Ich erwachte eines Morgens in jenem September nach nur fünf Stunden Schlaf seltsam erfrischt und blickte, noch im Bett liegend, aus dem halb geöffneten Fenster. Ich sah den blauen Himmel, die Sonne schien, daß es eine Art hatte, eine laue Brise wehte sacht herein, die Vöglein schmetterten ihren Morgengruß, kurz: die Welt schien wie frisch gekärchert. Neben mir räkelte sich die Liebste wohlig zwischen den Laken wie auch zwischen Schlaf und Erwachen, und da schien es mir mit einem Male, daß es keine bessere Gelegenheit geben könne, endlich jene Frage zu stellen, die mich schon so lange umrührte. Ich setzte mich auf und holte Luft. Dann hielt ich inne, sann nach und ließ mich wieder zurückfallen. Wie denn stellt man diese Frage überhaupt, wenn man die Politur des Morgens nicht verkratzen und die Liebste nicht zum abrupten Aufstehen nötigen will, um somit das Unterfangen durch Flucht der Hauptperson schon vor dem eigentlichen Beginn scheitern zu lassen?
Wie erklärt man der Einzigen, daß man ein Kind will? Und das auch noch von ihr.

Und nicht geschenkt, sondern auf die klassische Art und Weise, also mit Geburt und allem.

Und Windeln.

Und Geschrei. Und monatelangem Stillen.

Und partiellem Berufsverzicht. Und Nachtschlafmangel. Und mit Verlust aller sozialen Kontakte. Und kein Kino mehr. Und kein Theater. Und keinen Urlaub. Und keine Privatsphäre. Und die Wohnung riecht nach alterndem Windelinhalt. Und angebrannter Milch. Und Vasen gehen kaputt. Und Videorecorder. Und Tassen. Und der Teppich bekommt Flecken. Aus angedauter Milch. Und die Möbel zeigen Kratzer oder Bißspuren. Und die Tapeten bekommen einen Grauschleier im unteren Drittel und dadaistisch anmutende Kryptographien darüber.

Und nichts ist mehr wie sonst.

Und das für immer.

Als ich so weit gedacht hatte, ließ mein Kinderwunsch, den ich bereits über Jahre verspürt und liebevoll gepflegt hatte, plötzlich ganz sachte nach, aber nur, um Sekunden später in seiner ganzen Pracht erneut zu erblühen. Jetzt aber deutlich wider besseren Wissens.

Ich richtete mich wieder auf, wandte mich der Einzigen zu, die mich verschlafen, aber liebevoll anblinzelte und sagte: »Guten Morgen, Liebling.«

Das war, wie ich fand, eine einigermaßen unverfängliche Eröffnung. Ich war bemüht, mir meinen Impetus nicht anmerken zu lassen, aber auch ihre frühmorgendliche halbschlafbedingte Wehrlosigkeit

so weidlich als irgend möglich auszunutzen.
»Guten Morgen, Schatz«, war die erwartete und von keinem Schatten des Verdachts angekränkelte Erwiderung. Ich begann, mich sicherer zu fühlen.
Wenn nicht jetzt, wann dann?
Ich versuchte, die Frage so verblümt als möglich zu formulieren.
»Sag mal, Schatz, was hältst du eigentlich von Kindern?«, frug ich sie, während ich scheinbar interessiert aus dem Fenster blickte.
»Das kommt darauf an«, war die etwas unerwartete Replik, im Umdrehen über die mir abgewandte Schulter gesprochen.
»Aha ... und auf was kommt das an?«, lautete meine erstaunt vorgetragene Gegenfrage.
»Auf ihr Alter«, sprach ihr Rücken zu mir. »Wenn sie groß genug sind, hält man am besten die Hand, sind sie kleiner, muß man den Rumpf halten, das ist das Sicherste.«
Ich saß wie vom Donner gerührt kerzengerade im Bett.
Meine Gattin machte einen Witz! Sie machte tatsächlich einen Witz! Ich hatte soeben mein Innerstes nach außen gekehrt, und meine Gattin machte einen Witz! Um acht Uhr dreißig! Schockschwerenot!
›Ich bin hier für die Witze zuständig‹, wollte es aus mir herausschreien, ›ich bin hier der Komiker, du bist die Landschaftsarchitektin, du sollst dich um Blumen kümmern und Bäume und das alles! Ich

mache die Witze und du die Beete!‹ Aber ich bezähmte mich, wollte das Unternehmen, das bereits in eine merkwürdige Schieflage geraten war, nicht noch unter der Wasserlinie torpedieren. Also ordnete ich meine Gesichtszüge zu einem vermutlich etwas gequält wirkenden Lächeln und sagte ohne große Begeisterung: »Ha. Haho. Ha. Ein Knaller! Darf ich das notieren?«

»Mach das, ich freu mich immer, wenn ich dir helfen kann.«

Jetzt begann sich mein Plan vor meinen Augen zu verflüchtigen, und zwar in beängstigender Rasanz.

»Ja, ich freu mich auch, aber was ich dich eigentlich fragen wollte, ist ...«

»Ob ich ein Kind haben will. Von dir. Ganz klassisch. Mit Geburt und allem. Und Windeln. Und Geschrei. Und monatelangem Stillen.«

»Äh … ja, so in der Richtung … ja.«

»Gut.« Sprach's, klappte die Augen zu, den Mund auf und verfiel erneut in lieblichen Schlummer.

Meiner Frau war schon immer eine besondere Lakonie zu eigen. Ich erinnere mich genau, wie ich um Ihre Hand anhielt. Wir lümmelten vor dem Fernseher, es lief irgendeine dieser betäubenden Vorabendserien. Ich erklärte mich zittrig und machte fast atemlos den Vorschlag, daß wir beide doch heiraten könnten, wo wir doch nun schon seit Jahren …

»Gern«, sagte die Einzige und: »Schalt mal um.«

Ich wechselte wortlos den Kanal und fragte mich, wieso in der Literatur wie auch in den glaubhaften Erlebnisberichten von Freunden und Verwandten gerade dieser Moment immer als so unglaublich aufregend, ja prickelnd, gewürzt mit lähmender Unsicherheit und feuchtschweißiger Erwartung, geschildert wird. Haben die ihre Anträge immer unter dem Einfluß eines verschleppten grippalen Infektes gestellt oder vielleicht irgendeiner Zufallsbekanntschaft in der Sauna? Wenn man aber andererseits bedenkt, daß meine Frau die beiden wesentlichen Fragen im Leben ihres Mannes mit »Gut« und »Gern« beantwortet hat, habe ich im Prinzip kein Grund zur Klage. Etwas mehr Interesse, Begeisterung, vielleicht ein wenig spürbare Emotion und knisternde Vehemenz wäre vielleicht wünschenswert gewesen, aber ich kann ja auch mal wieder zum Boxen gehen oder in den Zirkus.

Trotz allem machte sich nun etwas Ratlosigkeit ob der sprödleichten Gangbarkeit des Weges breit. Das Planfeststellungsverfahren, um in die Terminologie meiner Frau zu verfallen, war mit fast unheimlich anmutender Geschmeidigkeit ohne nachweisbare Einwände über die Bühne gegangen. Nun harrte ich atemlos etwaiger Durchführungsverordnungen. Doch außer bewundernswert gleichmäßiger Atemzüge, die eine beneidenswert unauslotbare Schlaftiefe signalisierten, war aus dem nachbarlichen Lager nichts zu hören.

Wie machte man eigentlich Kinder?

Natürlich hatte das irgend etwas mit Sex zu tun, das war mir schon klar, aber war das der gleiche Sex, den man sonst hatte?

Man hat ja Sex. Allein der Sprachgebrauch läßt doch jede Lust erkalten. Man hat Sex. Frau bisweilen auch, sagt Mann.

Man hat auch, sagen wir, Abitur. Oder irgendeine Art von Reife. Von mir aus auch die mittlere. Und eine Einbauküche. Und dann Sex. In dieser Reihenfolge. Und nicht selten genau so häufig. Nun, ich hatte ja zweimal Abitur gemacht. Ich hieß mich also, was die reine Frequenz anging, hoffen. Da saß noch was drin. Aber mußte dieser ergebnisorientierte Sex, der ja weit Höherem als der Kanalisierung der eigenen und der Lust des Gegenübers dienen sollte, nun etwas Besonderes sein, in Inszenierung und Konzentration? Damit es optisch und intellektuell gelungene Kinder wurden? Künftige Piloten oder Präsidenten oder Musiker oder Dichter? Taucher? Lokführer? Und wie vermied man dann im Gegenzug Kunstfurzer in der eigenen Familie? Also pränatal?

Wo erfuhr man so was?

Alles, was ich über Sex wußte, speiste sich aus der intensiven Lektüre von Schulklotüren. Dort gab es jede Menge erhellender technischer Zeichnungen, aber die textlichen Erläuterungen waren durchweg für meinen Geschmack zu imperativisch formuliert, schmähten die Herkunft des Lesenden, indem sie seine Mutter ungebührlichen Verhaltens ziehen, und waren darum nicht dazu angetan, meine momentane Problemlage zu ventilieren. Außerdem lag mein Abitur fast 15 Jahre zurück, wofür meine Person und die damalige Schulleitung gleichermaßen tiefe Dankbarkeit empfanden.

Oder war eben nicht Planung und Vorbereitung der Schlüssel zum Erfolg, sondern Spontaneität und allgemeines, nicht präpariertes Sichgehenlassen? Irgendetwas auf dem Weichbild zu gänzlich unakademischer Wollust? Ich ertappte ein Lächeln der Vorfreude unterhalb meiner Nase und verwies es angesichts der Tragweite des Unterfangens meines Gesichtes. Ich wollte mir keine durch allwaltende männliche Libido hinterfütterte Leichtfertigkeit vorwerfen lassen. Zumindest nicht jetzt. Mein Bruder hatte erst vor kurzem einen zauberhaften kleinen Jungen bekommen. Ob ich ihn fragen sollte, wie er das bewerkstelligt hatte? Würde er mir von seinem wahrscheinlich unter Entbehrungen angesammelten Erfahrungsschatz etwas abtreten? Sicherlich, immerhin ist er mein Bruder. Länger zwar, aber kleiner.

Tags darauf rief ich ihn an. Er habe, so mein Bruder, bei Hugo Wiener gelesen, daß es ganz besonderer Konzentration bedürfe, ein paar gute Ohren zu machen. Das habe zuerst eingeleuchtet, dann hätten aber er und seine bezaubernde Partnerin darüber nachgesonnen, was zu tun sei, wenn man ein in allen Belangen gelungenes Kind haben wolle, also nicht nur ohrenhalber, auf wie viele Details man sich zu konzentrieren habe, besonders wenn auch charakterliche Eigenheiten des Kindes nicht unberührt bleiben sollten. Das Titanenhafte dieser Aufgabe hätte sie erst gut vierzehn Tage in absoluter Enthaltsamkeit gefesselt, dann aber, quasi als Reaktion auf diese unglaubliche Anforderung und in totaler Negation derselben, eine geradezu rauschhafte, wunderbar unkonzentrierte sexuelle Betriebsamkeit entfesselt, deren wunderbares Ergebnis gerade die Telephonleitung zerkaute, weswegen unser Gespräch genau hier zu seinem Ende kam.

Also mit »rauschhaft« geht es auch, dachte ich bei mir, als ich am Abend dann im Bett lag, neben mir das ruhige Atmen meiner Gattin, die offensichtlich schlief. Augenscheinlich ist sie der Auffassung, daß an der Sache mit dem Storch doch mehr dran ist und sich die Eigenleistung, was die Kinderproduktion angeht, wohl in der Bereitstellung von Vogelfutter erschöpft. Da ist noch Aufklärungsbedarf. Ich könnte ja auch versuchen, mich bei aller Rauschhaftigkeit zu konzentrieren, oder vielleicht frage ich die Gattin, ob sie sich vielleicht konzentrieren könne, also für uns beide, und ich würde dann, ganz Kavalier, was hier kein schwedisches Selbstbaubücherregal meint, die ganze Rauschhaftigkeit übernehmen. Diese Überlegung schmeckte noch besser, und ich wollte gerade die Einzige wachrütteln, um sie meiner Vorstellungen teilhaftig werden zu lassen, als ich mich plötzlich in wohligwarmer Umarmung wiederfand und, bevor ich mich auch nur ansatzweise zu konzentrieren vermochte, in den Tiefen eines durchaus rauschhaft zu nennenden Kusses versank. Irgendwann sind wir dann wieder aufgetaucht, und ab da war alles ein wenig anders. Für immer.

3 — Schwanger:

»Ziemlich umständlich.«

Ich

SCHWANGER *Adj. »ein Kind in sich tragend«,*
ahd. swangar (von Menschen und Tieren) (8. Jh.),
mhd. mnd. swanger, nl. zwanger, aengl. swangor
»schwer(fällig), träge«. Herkunft unbekannt.
schwanger wird naturgemäß nur von Frauen gesagt,
für Tiere gilt in neuerer Sprache trächtig.
Übertragen mit etw. schwanger gehen »etw. in sich
tragen, vorhaben, planen, erfüllt sein von etw.«
(16. Jh.). –
UNGLÜCKSCHWANGER *Adj.,*
UNHEILSCHWANGER *Adj. »unglück-, unheilbringend,*
-drohend« (18. Jh.).
SCHWÄNGERN *Vb. »schwanger machen«,*
ahd. swangaren (11. Jh.) spätmhd. swengern.
SCHWANGERSCHAFT *f. (17. Jh.)*

aus: Etymologisches Wörterbuch des Deutschen,
4. Auflg. 1999, dtv-Verlag, München

Dieser kleine Absatz hat es in sich. Auf der Suche nach den sprachlichen Wurzeln jenes Zustandes, in den ich meine Gefährtin mit ihrem Zutun und Einverständnis gebracht hatte, dies sei hier noch einmal protokolliert, fand ich den obigen Beitrag in jenem kleinen Wörterbuch, welches mich ständig zu begleiten pflegt. Er vermochte mich nicht recht zu fesseln, bis ich die vierte Zeile las. »Schwer(fällig), träge« stand da, etwas, von dem ich annahm, daß es sich auf das Erscheinungsbild und die Bewegungslust der Schwangeren bezieht, wenn sie in das letzte Quartal der Erwartung eintritt. Allein das folgende »Herkunft unbekannt« machte mich stutzen. Bezog sich das nun auf das altenglische Verbum SWANGOR oder sollte hier mit Bedacht der Same jenes Mißtrauens gesät werden, der in der gesamten Männerwelt seit ihrer Erschaffung so quälend keimt. Jener Same, der die nie ganz auszuräumende Unsicherheit meint, die Herkunft des als eigen angesehenen Kindes betreffend? Eine der Urängste des Mannes, vielleicht gar die Urangst schlechthin, ist wohl, nicht das Trägerle der eigenen Erbanlagen großzuziehen und damit das persönliche Weiterleben, zumindest das auf der Ebene der Aminosäuren, zu sichern, sondern besser angepaßtem, biologisch wertvollerem, aber fremdem Erbgut den Weg ins Leben zu ebnen. Welch niederträchtige Gedanken urplötzlich auf einen einstürmen, ausgelöst nur durch die vielleicht gar mißverstandene Lektüre eines Buches, das sich mit der Herkunft von Worten beschäftigt. Aber der Firnis des zivilisiert genannten Lebens, der unser Wesen deckt, ist so dünn und fein als hauchte man über einen Spiegel. Das fusselfreie Tuch des Zweifels wischt diesen zarten Belag innert einer Sekunde hinweg und entblößt die fliehstirnige, amboßbackige Fratze des Höhlenmannes, der die Erwählte noch mit dem Schlag einer groben Keule auf die knisternde Fontanelle gefügig machte.

Schwangerschaft.

Was für ein Wort.

Es beginnt so vollmundig, warm und ein wenig taumelnd (schwang-), wird dann abgemildert (-er-), kommt zum leisen Erliegen, hält inne, voller Erwartung, vielleicht mit erhobenem, Ruhe gebietendem Zeigefinger (-sch-), rundet sich Ehrfurcht gebietend, aber auch besänftigend und in freudiger Erwartung lächelnd (-af-) und beschließt sich endlich in jenem alle Ängste und Zweifel ausräumendem Final-T, nachhaltig, endgültig und finit. Kaum ein Wort will mir einfallen, welches den gesamten beschriebenen Prozeß und alle ihm immanenten Entwicklungen und Gefühle so wunderbar abzubilden vermag wie »Schwangerschaft«!

Wie aber kommt man ihr auf die Spur?

Und was dann?

Die Gattin hat es natürlich einfacher, sie muß nur ein winziges sogenanntes Teststreiflein aus der Apotheke holen, darauf Pipi machen, also so, daß der Löwenanteil eben nicht auf die Finger geht, was der Hersteller offenbar nicht bedachte, sonst hätte er diesen papierenen Indikationssplitter so angelegt, daß man ihn mit dem bloßen Auge erkennen kann. Und wenn sich dann nach einer der Tragweite des

Ereignisses angemessenen Wartezeit eine Verfärbung des Teststreifens ergibt, zieht diese sogleich eine Verfärbung der Gattin nach sich, die mir wiederum signalisiert, daß jetzt etwas passiert ist.
So weit, so gut.
Jetzt ist sie also schwanger.
Ich hätte es ja lieber etwas spektakulärer gehabt. Wenigstens mit sich plötzlich dimmendem Licht, leise einsetzender Spannungsmusik und Glückwünschen des Presbyteriums und der örtlichen Regierungsorgane. Aber ein changierender, tropfnasser Löschpapierwurm, der traurig seinen Kopf, den fast schamhaft verfärbten, zu Boden hängen läßt, hat natürlich auch was, wenn auch wenig Schönes.
Aber woran merke ich eigentlich, daß ich schwanger bin? In der Literatur, die ich in den letzten Monaten als Vorbereitung auf das zu erwartende Großereignis konsumierte, wurde immer wieder darauf hingewiesen, daß beide Elternteile, jeder nach seinem Vermögen, schwanger zu sein hätten und sich bitte beide dies auch mit dem Satz: »Wir sind schwanger!« allmorgendlich ins Gedächtnis rufen sollten. Und während sich die Gattin ins Badezimmer verfügte, die Hände zu reinigen und den Teststreifen vermittels einiger Photoecken in das soeben eröffnete Schwangerschafts- und Geburtsdokumentationsalbum zu kleben, begann ich, meine äußere Erscheinung vor dem Garderobenspiegel einer strengen Prüfung zu unterziehen. Ich bin etwas über mittelgroß

und leidlich schlank, zumindest zu einigen Tageszeiten. Abends fühlt man sich natürlich etwas gedrungener. Ich drehte und wendete mich, betrachtete mich im Profil wie en face, ging nahe heran, schaute mir streng in die Augen und ließ den Blick mehrmals meine Silhouette hinauf- und hinabgleiten. Nein, es war keine wie auch immer geartete Veränderung zu heute Morgen zu entdecken. Beim besten Willen nicht. Ich war schon ein wenig enttäuscht.

Dann stutzte ich, ließ meine Hand behutsam knapp oberhalb des Gürtels über meinen Bauch streichen und hielt plötzlich inne, wie erstarrt. Meine weit aufgerissenen Augen blickten mich hysterisch aus dem Spiegel an - sollte das tatsächlich möglich sein? Schweiß trat mir abrupt auf die Stirn und ließ sie sanft, wie lackiert, im Schein der Garderobenlampe glänzen. Mein Herz klopfte schmerzhaft, ich hielt den Atem an, die Hand immer noch leicht auf meinen Bauch gelegt. Da!

Da war es wieder! Kein Irrtum möglich! Ich war wie von Sinnen, stelengleich stand ich vor dem Spiegel und starrte mir schafsbockig blöde in die eigenen Augen. Da, wieder! Ich rief, ohne mich aus der Erstarrung zu lösen, zu blinzeln oder den Blick von mir abzuwenden mit sich überschlagender Stimme: »Hilfe, Hiiilfee!! Heide, komm, komm, schnell, schnell, Hilfe, Heide, es …«

Die Einzige sprintete aus dem Badezimmer, über den Flur, bog um die Ecke und prallte mit mir zusammen, der ich nach wie vor wie Lots Frau stocksteif und ohne einen Muskel zu rühren vor dem Spiegel verharrte. Mit kaltschweißiger Hand ergriff ich zitternd die ihre und führte sie mir auf den Bauch. »Da …!«, flüsterte ich atemlos.

»Wo?«, fragte der Inhalt meines Lebens, nicht im Mindesten aufgeregt.

»Da! Da drinnen! Fühlst Du es nicht? Herrgott, da bewegt sich was!! Wir sind schwanger!!«, wisperte ich tonlos, meine Erregung kaum im Zaum halten könnend.

Die Einzige sandte mir einen langen Blick, löste ihre Hand behutsam aus der meinen, wischte sie an ihrer Jeans trocken und strich mir leicht und begütigend übers Haar. Dann gab sie mir einen Kuß und sagte: »Wir sind schwanger, ja, und ich freue mich riesig. Aber, Schatz, ich bekomme das Kind, und zwar erst in etwa neun Monaten und du …«, sie machte ein kleine Pause und lächelte mir liebevoll ins Gesicht, ich hing an ihren Lippen, »du«, fuhr sie dann fort, »hättest gestern nicht heimlich den Rest Zwiebelkuchen essen sollen, als ich im Keller war. Ich bekomme das Baby und du Blähungen. Nun komm, laß deinen Bauch los, noch hält er ja von selbst, sei ein Schatz und hol uns eine Flasche Sekt rauf, ja?«

Blähungen. Ich hatte meinen Sohn – daß es ein Sohn würde, daran bestand kein Zweifel, außer es würde eine Tochter –, ich hatte einen Magenwind für mein Kind gehalten! Jetzt fiel mir natürlich auch wieder ein, daß schon die Hebamme gesagt hatte, daß das Kind von meiner Frau ausgetragen würde und ich für meinen Teil das dann aushalten müßte. Während ich beschämt in den Keller stolperte, den Getränkewunsch meiner Gattin zu befriedigen, stand mir dennoch dieser kurze, nur einen Sekundenbruchteil lange Moment vor Augen, als ich etwas gespürt hatte, etwas, daß vorher noch nicht da gewesen war und sich bewegte, in mir drin. Daß das dann fatalerweise ein handelsüblicher und unspektakulärer Furz gewesen sein sollte, schmälerte das Eindrückliche des Erlebten nur marginal.

Je länger ich darüber nachsann, umso eindringlicher glaubte ich plötzlich, mir sei etwas Besonderes gestattet worden, ein verstohlener Blick in einen mir sonst verschlossenen Raum. Wer weiß, vielleicht denkt auch ein Frau, wenn sie zum ersten Mal das Rühren von etwas Neuem, zart und flatternd, in ihrem Inneren spürt: »Das mit der Bohnensuppe gestern hätt' auch nicht sein müssen.« Und erst dann stellt sich plötzlich mit einem Schlag jene gewaltige Erkenntnis ein, daß das, was als Farbschliere auf einem Papierstreifen reichlich akademisch seinen Anfang nahm und bisher eigentlich nur durch Müdigkeit, Unwohlsein und, viel seltener als propagiert, durch befremdliche Gelüste auffiel und deshalb auch als eine verschleppte Erkältung hätte gelten können, nun spürbar zu leben begonnen hat, in einem drin und durch einen durch. Es ist da. Nicht weit von uns weg, nur ein paar Zentimeter. Es hört jedes Wort, läßt sich streicheln oder kitzeln, bekommt Schluckauf, schläft, träumt, turnt und schwimmt, mag Musik nur, wenn sie laut ist, und weiß genau, daß wir da sind, wie wir auf einmal wissen, daß es da ist. Einen Hauch dieses ungeheuren Erlebnisses, welches meiner Frau vorbehalten ist, hatte ich zu spüren vermeint. Und im Keller verflüchtigte sich plötzlich das Gefühl der Scham, und ein breites Grinsen richtete sich in meinem Gesicht wohnlich ein. Ich legte die Flasche Mumm, die ich, ganz in Gedanken, schon ergriffen hatte, zurück ins Regal und wählte statt ihrer die einzige Witwe, die überall da, wo es etwas Besonderes zu feiern gibt, auch ein besonders gern gesehener Gast ist.

Oben brach ich der Veuve Cliquot dann den Hals.

Und dann haben wir diese unsere erste Schwangerschaft ausgiebig gefeiert, richtig ausgiebig, so ausgiebig, daß wir sie sogar noch ein wenig zu vertiefen suchten. Wir wissen beide, daß das nicht geht, aber versucht haben wir es trotzdem, und das hat viel Spaß gemacht.

So eine Schwangerschaft hat natürlich auch ihre Tücken. Besondere Tücken gar. Beispielsweise blüht die Gattin mit Fortschreiten des leibesfruchtigen Reifeprozesses geradezu auf. Ihr Blick glänzt klar und scharf, die Wangen werden weich und rosig, der Teint erblüht, die Haut wird in Struktur und Haptik der der Aprikose gleich und duftet wie diese, Brust,

Bauch und Po runden sich allerliebst, ja der ganze Körper wird weicher, wärmer, runder. Ich konnte den Blick nicht von ihr lassen, sie verströmte eine so saft- und kraftvolle Erotik, daß ich vermeinte, deren Moschusduft in jedem Raum, an jedem Ort, an dem sie, wenn auch nur kurz, geweilt hatte, wahrnehmen zu können. Ich konnte mich kaum bezähmen, ihr nicht im Bus, beim Arzt oder auf dem Zebrastreifen unsittliche Anträge zu machen oder gar die Ausstellung in einem großen Möbelhaus zu nutzen, die Betten dort einem Testliegen unter Gefechtsbedingungen zu unterziehen.

Doch wurde mir ihrerseits alsbald klar gemacht, daß eine Schwangerschaft nicht ständig erneuert werden müsse, sondern mit dem sie initiierenden Akt mein Job diesbezüglich erledigt und keine nachträgliche Korrektur, Aus- oder Verbesserungsarbeit von Nöten sei. Auch brächten gerade die mich so ungeheuer stimulierenden Veränderungen im Phänotyp meiner Gattin für sie besondere Beschwerden mit sich, etwa im schwellenden Brustbereich, so daß ein lustausgelöstes Liebkosen und Schmusen, Bezutzeln und Saugen, ja selbst einfaches Berühren und Streicheln gerade dieses Areals als höchst unangenehm bis schmerzhaft empfunden werde und ich doch bitte an mir selbst rumspielen oder mal kalt duschen solle.

Das war schon hart. Wenn sich die eigene Gefährtin, ohnehin das Ziel allen Trachtens, quasi über Nacht in die Urmutter schlechthin, die Göttin aller

Fruchtbarkeit verwandelt, sich jedes Detail ihres angebeteten Körpers von der individuellen Gestalt in das verwandelt, was der liebestrunkene Gatte nur als den Plan aller Brüste, das Maß sämtlicher Gesäße, den Urentwurf aller Bäuche, die Grundidee des Rückens, kurz als den fleischgewordenen Ausdruck jenes göttlichen Gedankens, der dem Eros zu Grunde liegt, begreifen kann, ja muß. Wenn sich also in diesem Moment die Erfüllung aller nur denkbaren erotischen Wünsche, Träume und Sehnsüchte, der offenen, wie der verborgenen, lasziv in den leichten Laken direkt neben einem sanft atmend räkelt oder sich im tiefsten Schlummer erhitzt, aber unschuldig an den eigenen, vor verhaltener Lust fast starren Körper schmiegt, wenn einem in diesem Moment, wo alles so greifbar nahe liegt, klar gemacht wird, daß vorübergehend geschlossen ist, dann fühlt man sich wie ein Alkoholiker, der Zeuge wird, wie die letzte Whiskeydestillerie der freien Welt abbrennt.

Es ist so schwer.

Sie erblüht und ich verdorre.

Aber Hauptsache gesund.

Doch auch andere Veränderungen meiner Gefährtin erstaunten uns. Sie hat beispielsweise immer gerne Lammfleisch gegessen. Ganz im Gegensatz zu mir, der ich immer argwöhnte, daß das, was da aus Neuseeland eingeschweißt auf unserem Küchentisch lag und hernach unter intensiver Geruchsabsonderung in der Pfanne schmurgelte, wohl, ausschließlich olfaktorisch beurteilt, eher die Lammscheiße denn das Lamm sein müsse. Doch im gleichen Maße, wie sie sich infolge des Brutgeschäftes äußerlich wandelte, änderte sich auch ihr Geschmacks- und Geruchssinn. Er wurde extrem empfindlich, und sie reagierte darob erstaunlich nuanciert.

Als ich wieder einmal eine Portion Gyros mit doppelt Extrazwiebeln nach Hause brachte, nicht um meine schwangere, weibliche Seite zu spüren, sondern weil ich Hunger hatte, wandte sich die Gattin, kaum daß sie mir geöffnet und ich gesagt hatte: »Ich hab gekocht, Schatz!«, überstürzt ab und brachte ihr Frühstück zum Klo. Offenbar war der Fleischspieß, von dem mein Gyros geschält worden war, innerlich verlammt oder, was wahrscheinlicher war, unmittelbar nach seiner Montage an einem Schafspferch vorbeigetragen worden. Oder hatte man in seiner Nähe vielleicht nur den griechischen Buchstaben λ separat ausgesprochen? Das ist ein unter Griechen oder Physikern nicht ungewöhnlicher Vorgang, und das hatte dann natürlich für den empfindlichen Magen meiner Frau nicht wie »Lambda«, sondern wie »Lamm da!« geklungen, und das reichte.

Mein Geschmack wandelte sich zu meiner Überraschung überhaupt nicht. Obwohl ich mich täglich prüfte, fand ich weiterhin die gleichen Möbel, Häuser und Autos schön, hielt nach wie vor den größten Teil der zeitgenössischen Musik in ihrer unerträglichen, jeden auch noch so privaten Augenblick altölgleich nachhaltig verseuchenden Penetranz für akustische Umweltverschmutzung, den überwiegenden Teil der Literatur, jene, wie Robert Gernhardt es so treffend formulierte, Schlammflut des Gedruckten, die sich durch unser Land wälzt, für überfluid und weiterhin alles lecker, was sich nach dem Servieren nicht mehr bewegte, nachzitterte oder was andere nicht schon vor mir im Mund gehabt hatten, wie etwa Zunge.

Ich beobachtete, daß die Stimmungen der Einzigen im Zuge unserer Schwangerschaft zu schwanken begannen. Zum Beispiel lachte sie herzlich über einen kleinen verschämten Spaß, den ich ihr, sie zu erheitern, ins Ohr geträufelt hatte, begann schon im nächsten Augenblick lauthals zu fluchen und brach gleich darauf heftig in Tränen aus. Das konnte einerseits an der Schwangerschaft liegen, andererseits wiewohl auch einfach daran, daß sie mit dem Schnitzelhammer nicht das Schnitzel verbreitert hatte, sondern in dem Moment, als sie über mein Scherzlein lachen mußte, ihren linken Daumen mit einen herzhaften Schlag pürierte. Aber ich bin der Mann von uns beiden, also lange nicht feinsinnig genug, gewinnversprechend in jene unauslotbaren Tiefen des weiblichen Empfindungslabyrinthes hinabzusteigen.

Auch meine Stimmung begann zu schwanken und zwar zwischen Wachen und Schlafen, erstaunlicherweise fast im Tag- und Nachtrhythmus. Ich versuchte, mich daran zu gewöhnen, es gelang, und ich halte bis heute daran fest.

Die Frau ist schwanger, und der Gatte fühlt mit. So kann der Mann seinen Stolz auf die Gefährtin, seine Freude auf das Kommende, sein Bekennen zu dem Kommenden, also seine allumfassende Solidarität tatkräftig unter Beweis stellen. Ich wachte mit ihr, ich schlief mit ihr, also bei ihr. Ich machte Kaffee, wenn es sie danach gelüstete. Auch Tee. Ich rauchte auf dem Balkon, so lernt man auch die Nachbarschaft besser kennen. Zumindest die Eheknechte, welche bedauernswerterweise bei Wind und Wetter dazu verdammt sind, ihrer Sucht in sturmumtosten, mit vorjährigem Campingmobiliar vollgestellten Erkern Tribut zu zollen. Inzwischen grüßt man sich. Ich bereitete Mahlzeiten, deren Speisenfolgen durchaus und mit Recht als exotisch anzusehen waren, massierte diesen bezaubernden Rücken mit allerlei Spezereien aus Orient und Okzident, versuchte sogar bei Vorabendserien mitzuzittern und bei Bedarf zu weinen, was mich in Areale weit jenseits meiner Belastbarkeitsgrenzen entführte, allein, die Sache wollt's!

Ich begann, das alte Mobiliar, in dem ich schon, der Pubertät schutzlos ausgeliefert, mein Erwachsenwerden stürmisch herbeigebetet hatte, aus der Isolationshaft im Keller zu entlassen und dessen Kieferfurnier hingebungsvoll mit lösmittelfreiem Mattglanzlack in kindgerecht fröhlichen Grundfarben zu streichen. Ich gab alle vier Tage ein auf die mitfühlende Verwandtschaft gemünztes Bulletin heraus, welches die

Gewichtsveränderung von Mutter und Kind (wobei sich das Andere aus dem Einen durch Subtraktion näherungsweise errechnen ließ) sowie populäre Blutwerte und dergleichen protokollierte. Ich kaufte einen Kindersitz, wobei ich den berufsjugendlichen Verkäufer gleich bei meinem Eintritt durch den unter den Arm geklemmten Ordner mit Testberichten der Stiftung Warentest alle erdenklichen Modelle betreffend in seine Schranken wies und so kenntnisreich auftrat, daß mir der Geschäftsführer des Etablissements eine festen Posten in der Kindersitzabteilung anbot. Sehr zum Mißvergnügen des jungen Mannes. Doch ich verkaufe keine Sitze, ich besitze sie lieber. Ich erlernte die hohe Kunst des Milchheißmachens, was so einfach nicht ist. Milch nämlich, ist sie erst erhitzt, neigt dazu, das sie bergende Gefäß zu verlassen, darin mir nicht unähnlich. Nur bleibe ich hernach nicht an Herdplatten kleben und bilde keinen scharfriechenden, teerartigen Belag, der sich nur mit Hammer und Meißel entfernen läßt oder einen gar zum Austausch des Ceranfeldes zwingt. Während die Gattin umständehalber anschwoll, und zwar aufs lieblichste, übte ich mich in der längst verdrängten Technik des Windelwickelns, vorerst noch an einer Puppe. Ich hatte dieses Geschäft schon einmal, gut fünfundzwanzig Jahre vorher, betrieben, und zwar an meiner kleinen Schwester, die mich darob bis heute eher unregelmäßig besucht, und wollte meine Kenntnisse etwas auffrischen. Als meine Gattin zum ersten

Mal der Frucht meiner diesbezüglichen Bemühungen ansichtig wurde und die bis zur Unkenntlichkeit verhüllte und seemännisch verknotete Puppenmumie ansah, äußerte sie ernste Bedenken, ob und wie unser Kind unter diesen Bedingungen wohl das schulpflichtige Alter erreichen sollte, bräuchten Kinder doch, neben der unerschöpflichen Liebe der Eltern, auch Luft zum Atmen.

»Immerhin läuft so nix auf den Teppich«, entgegnete ich schwach, bevor ich mich an die Aufdröselung des Knotens machte. Auch ohne den spitzen Hinweis meiner Gefährtin war mir klar, daß ich so einen Knoten wohl kein zweites Mal hinbekommen würde.

Mein Sohn hatte wirklich Glück.

Meine Tochter natürlich auch.

4 — Ein großes Auto und ein dicker Hund

»Das ist alles da rein gegangen?«

Meine Frau, nach dem Auspacken unseres Wagens in der Nähe von Skågen

»Das ist alles da raus gekommen?«

Ich nach der Geburt unseres Sohnes in der Nähe des Glasschrankes

Ich habe schon recht früh in meinem Leben Autos gehabt, viele Autos. Keines davon allerdings lange, neigte sich doch deren Lebensweg bereits deutlich dem Schrottplatz zu, als wir uns begegneten. Wenn ich mich so erinnere, sind eigentlich nur zwei regelgerecht gefahren, also mit polizeilichem Einverständnis, was sich in der Erteilung gültiger Kennzeichen manifestierte. Natürlich fuhren sie, ein blauer Renault R 16, vorne mit durchgehender Sitzbank, und ein Mercedes 200 D/8, nicht ständig. Waren sie unter beharrlichem guten Zureden dann doch einmal angesprungen, war ich deshalb oft mehrere Tage unterwegs, um das Fahrzeug nicht abschalten zu müssen. Wer wußte, ob ich's je wieder anbekommen hätte. Aber als ich mit dem von mir sehr geliebten Franzosen eines Tages in die Werkstatt mußte, teilte man mir mit, daß mir eigentlich bereits beim Passieren der Schwelle zur Werkhalle die Räder hätten abbrechen müssen, und der Motorblock meines liebevoll »Ölofen« genannten Daimlers bekam nach nur

253000 Kilometern einen sogenannten Haarriß. An eine Komprimierung des Kraftstoffes war so nicht mehr zu denken, und ich übergab ihn mit Tränen in den Augen einem Abdecker.
Seit dieser Zeit teilten meine Gattin und ich einen kleinen Citroën »Mon Petit«, eine charakterlose Weiterentwicklung des legendären 2 CV. Mit diesem Auto bewies Citroën hinlänglich, daß sich Gutes nicht verbessern läßt. Er war klein, laut, unbequem, sah aus wie eine Dose, in der Omma ihren Nachrüstsatz Kauhilfen nächtens im Wasserbad konserviert, und roch auch so. Zudem soff er den Superkraftstoff eimerweise, von dem allerdings nur ein verschwindend geringer Teil verbrannt und damit zur Leistungsentwicklung herangezogen wurde. Der Rest verließ den Verbrennungsraum über den Auspuff als feiner Sprühnebel. Zum Ausbringen von Pflanzenschutzmittel in der Intensivlandwirtschaft hätte das Auto sicher getaugt, nicht aber zur Überwindung von Distanzen jenseits der Dreißig-Kilometer-Marke. Unsere Schwangerschaft eröffnete mir also die wunderbare Möglichkeit, jenseits ermüdender Preisdiskussionen und langatmiger Farb- und Modellerörterungen - dazu war die Gefährtin nervlich und wegen schwindender Atemluft bequemerweise nicht mehr in der Lage - Erkundigungen hinsichtlich eines neuen Autos einzuziehen.
Ich liebe Autos. Meine Gattin nicht so sehr. Eigentlich gar nicht. Für sie sind Autos reine Gebrauchs-

gegenstände ohne emotionalen Gehalt, einzig und allein geschaffen, Distanzen zu überwinden, die Umwelt zu vergiften und Kindern sowie alten Leuten nach dem Leben zu trachten. Für mich ist ein Auto mehr. Ich habe den fatalen Hang, ein regelrechtes Verhältnis zu toten Gegenständen zu entwickeln. Ich gebe ihnen Namen, vermeine, ihre Bedürfnisse zu spüren, und glaube allen Ernstes, daß sie Gutes mit Gutem vergelten, daß sie die Pflege und Hingabe, die ich ihnen angedeihen lasse, mit morgendlichem orgelfreien Anspringen quittieren und meine Familie und mich schützend durch die aufgewühlten Verkehrsströme navigieren.
Meine Frau hält das für Unsinn, und zwar für einen kompletten. Solange ein Auto läuft, ist es gut, tut es das nicht, ist es kaputt, kostet Geld und Nerven und muß weg. Unser kleiner Citroën hatte just zum Höhepunkt der Schwangerschaft exakt diesen Zustand erreicht, zudem war der häuserblockgroße Hund »Bracken« in unser Leben getreten, so wie ich fortan in seine Hinterlassenschaften. Ein neues, größeres Auto mußte her. Welch glücklicher Moment! Für mich. Ein Kombi. Es sollte natürlich ein Kombi sein. Herrlich! Mit großer Heckklappe und Ladefläche, um mit Hund und Kind jene Art von Urlaub machen zu können, der wir seit je her mit besonderer Leidenschaft anhängen, Camping!
Unser Hund ist ein Briard, ein französischer Schäferhund mit langem schwarzem zotteligem Fell. Er ist

groß, sehr groß. So groß, daß ich ihm gerade in die Augen sehen kann, wenn er liegt und ich auf einer handelsüblichen Haushaltsleiter auf der dritten Stufe stehe. Er ist so groß, daß der Befehl zum Schwanzwedeln vom Kopf zum Schwanz annähernd dreiundzwanzig Sekunden unterwegs ist, was bedeutet, daß man bei uns in der Gegend öfters einen sehr großen Hund sieht, der sich über irgendetwas freut, das offensichtlich längst vergangen ist. Aber er ist ein liebenswerter freundlicher Geselle, dessen intellektuelle Leistung der von Mineralwasser in nichts nachsteht. Ein kleiner Makel allerdings trübt die Freude des Zusammenlebens, und zwar erheblich. Unser Hund stinkt aus dem Maul. Dieser lapidare Satz umschreibt nur unvollkommen das, was da geysirgleich bei jedem Atemzug seinem Maul entflieht. Man möchte sich die Zustände innerhalb seines Verdauungstraktes nicht vorstellen, die solch einen pestilenzialischen Brodem hervorrufen. Ich frage mich, wie das eigentlich die Zähne aushalten, ständig umweht von diesem widerwärtigen Pesthauch der Hölle! Zähne bestehen doch aus natürlichem Material, zumindest bei unserem Hund. Welcher Werkstoff kann, wenn es so etwas wie Chemie überhaupt gibt, auf die Dauer einer solchen Faulgasbeize trotzen? Sie müßten ihm doch längst mehlig aus dem Munde gemergelt sein. Aber nein, aufrecht und blütenweiß stehen sie da, jene Höhle wie eine elfenbeinerne Garde zu bewachen, aus deren rotseidener

Tiefe der Atem des Todes quillt! Ein Mirakel – wie war das möglich?
Solche Dinge, gerade jene, welche sich offenbar auf dem Weichbild zum Wunder bewegen, rühren mich um, ich bewege sie langanhaltend und grüblerisch in meinem Sinn. Und so konnte ich auch diese quälende Fragestellung einer, wie ich glaube, befriedigenden Lösung zuführen, wobei ich es mit der Mathematik halte, nach der eine Lösung nicht nur richtig sein muß, sondern im Besonderen schön zu sein hat. Ich bin zu der Auffassung gekommen, daß die Zähne eher da waren als der Hund. Alles andere ist nicht denkbar. Ich glaube, daß Gott, als er am sechsten Tag während einer schöpferischen Pause in einer Schublade seiner Wohnküche kramte, einen ansehnlichen Satz Zähne entdeckte, der wohl ursprünglich als Schlundbestückung eines karnivoren Sauriers dienen sollte, von zartem Schmelz, messerscharf und unverwüstlich. Das betreffende Modell gelangte aber vielleicht nicht in die Endfertigung, und so schlummerte das Gebiß ruhig in der Schublade, neben anderen Teilen und Plänen nicht zur Ausführung gekommener oder mißratener Geschöpfe. Zuunterst lag die Mappe mit den Zeichnungen zum Marabu, darauf einige hastig auf den Bon eines Supermarktes in Hebron gekritzelte Entwürfe zu einer Ente mit vier Beinen, welche dann ja bekanntermaßen im Schnabeltier mündeten, verschiedene unvollständige Homunculi aus dreierlei bekannten und einigen

nicht auf der Erde vorkommenden Tonsorten, von denen jeder wie Thomas Brussig lächelte, dem gerade angeboten worden ist, seine gesammelten Spiegel-Literaturrezensionen in der Bravo als Photoroman zu veröffentlichen. Und obenauf lag das Gebiß. Und da sprach Gott zu sich (zu wem sollte er auch sonst sprechen): »Da bau ich ma 'nen Hund drum!«

Und all so geschah es. Und das Gebiß ward Hund und der Hund kam auf mich und ich somit auf ihn.

Und so ein Hund braucht natürlich Platz, schon allein deswegen, weil man ihm aus den oben genannten Gründen nicht näher als anderthalb Meter kommen darf, will man nicht buchstäblich das Gesicht verlieren. Das bedingt ein großes Auto, mag der schwindsüchtige Geldbeutel wimmern, wie er will.

Da an einem Auto Charakter, Herkunft und Qualität die teuersten Merkmale sind, worin sie übrigens ihren Fahrern entsprechen, wählte ich ein Fahrzeug, welches ohne diese Verteuerungen auskam, einen Ford Mondeo Kombi. Er trug eine Farbe, die irgendwo zwischen einem frischen militärischen Grün und einem aus übermäßigem Absinthgenuß gespeisten Blau irrlichterte und die sich wie die der Unterröcke meiner Großmutter verhielt. Sie changierte nämlich. Die Farbe, nicht meine Großmutter. Aber der Wagen war groß und preiswert, sprang an, wenn man das so wollte, und ging erst aus, wenn man den Schlüssel abzog. Er hatte keinen Charakter wie mein Ölofen, aber Charakter bedeutet auch immer Kompliziertheit, was diejenigen, die ohne auskommen, nur bestätigen können. Auch war er nicht elegant wie mein R 16, aber Eleganz bedeutet auch, daß sie ständig gepflegt und erneuert werden muß, was all die bestätigen können, die sich tagtäglich um sie bemühen.

Eine richtige Familienkutsche also, in die alle bequem hineinpaßten und in welcher der Hund so weit hinten untergebracht werden konnte, daß bei den restlichen Passagieren einigermaßen atembare Luftverhältnisse herrschten. Und mürb- und blindgeatmete Heckscheiben kann man ja austauschen. Soweit war also endlich alles klar, die letzte wesentliche Vorbereitung auf das kommende Großereignis getroffen.

Ich ging die Liste im Kopf noch mal Punkt für Punkt durch:

Kinderzimmer und Einrichtung?

Vorhanden.

Mit Lacken auf Wasserbasis sehr unschädlich und in augenschonenden und deeskalierenden Pastelltönen lasiert?

Ja.

Milchvorräte angelegt?

Ja.

Wäsche für den Wurm, Windeln, Höschen, Windelhöschen, Bodys, Lappen, Leibchen, Öl, Puder,

Papier, Pinsel, Schwämme, Badewasserthermometer, Wanne, Waschfleck (auch so ein wunderbares Wort aus meiner Kindheit), Handtücher sonder Zahl und Größe, winzige Söckchen?
Alles da.

Rotlicht zur Minderung des Temperaturschocks nach der Extraktion des Kindes aus dem zentralgeheizten Mutterbauch?
Sicher.

Alle Techniken der Vermummung von Kleinstkindern auf dem neuesten, von Prager Kindereinwicklern entworfenem Stand? Schnuller in verschiedensten Mundhöhlendurchmessern und natürlich aus reinem Naturkautschuk? (Auch ein schönes Wort: Kau-tschuk, gerade für einen Schnuller.)
Jaa.

War die Gattin sicher schwanger?
Ein Teststreifen mag sich irren, die Mutter nie. Gut.

Am Geburtstermin keine beruflichen Verpflichtungen, zumindest keine, die sich nicht kurzfristig um eine Viertelstunde verschieben lassen könnten?
Prima.

Sekt kalt (eine Flasche)?
Jawohl.

Bier kalt (eine Kiste)?
Auch.

Apropos Flaschen: Fläschchen in allen Größen und geschlechtsübergreifend ansprechenden Mustern vorrätig und ausgekocht?
Ja.

Die Kassette mit »Hells Bells« in der Anlage (die Gefährtin will das unmittelbar nach der Niederkunft hören!)?
Gut.

Das Telephon aus der Wand gezogen, ohne den Stecker mitzunehmen?
Jawohl. Mit anschließendem Testlauf und Funktionsüberprüfung.

Das Handy aufgeladen, die Tastatursperre gelöst und bis auf die Nummer der Hebamme für alle eingehenden und ausgehenden Anrufe blockiert?
Sowieso.

Einen Platz unter dem Apfelbaum ausgeguckt und -gehoben, für das, was danach kommt?
Der Spaten steckt noch daneben.

Den Photoapparat mit frischem Film geladen und die Objektivkappe vorsorglich bereits

entfernt? Den Blitz um fünfundvierzig Grad nach oben geschwenkt?
Gut.

Für den Fall eines Stromausfalls Kerzen, Taschenlampe und Pemmikan bereitgelegt?
Gut.
Gewußt, wo?
Ja.

An alles gedacht?
Wer weiß das schon vorher.
Denk halt noch mal nach!
Ja.
Was ja?
Ich hab an alles gedacht.

Kannst du ein Gedicht auswendig, wenn Du deine Frau ablenken mußt, weil sie Schmerzen hat, aber keine Medikamente will? Hm?
Äh … Moment, ich könnte …

Aha!
Nix aha. Ich könnte ihr das Gedicht vom Quarkbrot aufsagen, das ist eher schwach, also nicht so aufregend.

Hast du's parat?
Ja doch.

Schreib es lieber auf, dann kannst du es nachlesen, wenn's soweit ist.
Na gut.

Ich habe es dann aufgeschrieben, konnte es aber, als die Süße danach verlangte, auswendig.
Deshalb folgt hier jetzt, nach diesem zermürbenden Frage- und Antwortspiel mit mir selber, das Gedicht vom Quarkbrot. Vor allem, weil ich es hernach tatsächlich mit der Einzigen des öfteren hin und her memorierte, um sie von einigem Unangenehmen abzulenken, das sich in ihrem Süden tat. Denn als das Junge geschlüpft war, mußte einiges repariert werden, was entzwei gegangen war, und das war nicht so schön. Aber eine örtliche Betäubung wollte da irgendwie nicht wirken, und ich mußte sie ablenken, und so haben wir das Gedicht zusammen aufgesagt, immer und immer wieder, bis sie es konnte. Und als sie es konnte, war alles geflickt, und sie war verbunden und glücklich. Sie hatte ein süßes kleines Kind bekommen und konnte ein schwaches Gedicht auswendig! Daß beides von mir war, machte mich direkt selig.
So war das.

Das Quarkbrot

Der Tote in der Eigerwand
hielt noch sein Quarkbrot in der Hand.
Als er's sich beim Frühstück würzt',
ist er am Morgen abgestürzt.

Als ihn dann ein Steiger fand,
hat der das Quarkbrot eingesandt.
Er hat damit 'nen Preis gewonnen
und ist somit zu Ruhm gekommen.

Seitdem wird die Eigerwand
auch Quarkbrotwand genannt
und jedermann, ob groß, ob klein,
möcht mal in der Wand drin sein.

Doch die Moral von der Geschicht:
Beim Steigen iß dein Quarkbrot nicht!
Damit du auch bei schwersten Wettern,
die Hände frei hast, nur zum Klettern!

Jedoch in der warmen Hütte
iß ruhig Deine Molkeschnitte,
denn, man muß es wirklich sagen,
am meisten frommt's, ist sie im Magen!

Gut, das sitzt. Sonst noch was?
Danke, ich glaube, ich hab alles.

Dann könnte es jetzt dann eigentlich bald losgehen?
Von uns aus, ja.

Oh Heimatland! Jetzt im Ernst?

5 — Die Hausgeburt

»Zu Hause? Und warum nicht im Krankenhaus?«
»Weil wir schwanger sind und nicht krank.«

Einzig mögliche Antwort auf eine tausendfach gestellte Frage

Ich bin ja Gaukler, also Angehöriger des Fahrenden Volkes. Das bedeutet, daß ich des Öfteren längere Zeit nicht zu Hause bin. Auch wenn man nur drei Tage weg war, können sich Veränderungen von geradezu nicht abzusehender Tragweite ergeben haben, wie mir soeben in letzter Konsequenz sternenklar wurde. Ich stand, nach längerer Abwesenheit endlich wieder daheim, noch bepackt wie ein Esel, in der Tür und fand die Einzige sprühklaren Auges, geradezu aufreizend lächelnd und irgendwie abgerundet (also an den Kanten) vor. Draußen dieselte das Taxi von hinnen.

Ich faßte sie scharf ins Auge und inquisierte: »Weib, was ist passiert?«

»Ich bin schwanger!«, antwortete sie lächelnd.

»Sapristi, was ist in dich gefahren?«, entfuhr es mir, gleich einem Pistolenschuß.

»Schön, daß es dich auch freut. Du natürlich!«, lautete die prompte Replik, nicht ganz ohne Spitze vorgetragen.

Das war sachlich in Ordnung, wiewohl man sich ja als Mann nie so richtig sicher sein kann, wie die

Wissenschaft weiß, doch wollte ich die Einzige nicht mit jahrtausendealten maskulinen Zentralängsten behelligen, sondern ihr vielmehr signalisieren, daß ich mich freute, die Situation ruhig übersah und souverän kontrollierte.

»Ja, äh, was ..., ich meine, und nun, also was?«, lautet daher meine präzise Frage.

»Hausgeburt!«, war ihre nicht minder präzise Antwort.

Nun ist der Begriff »Hausgeburt« ein wenig mißverständlich. Ich darf die geschätzte Leserschaft insoweit aufklären, als daß tatsächlich ein Kind dabei herauskommt. Es ist unmöglich, durch eine Hausgeburt Wohnraum zu schaffen, ja er wird dadurch sogar eher knapp. Auch verwechseln Sie bitte »Hausgeburt« nicht mit »Ausgeburt«. Wiewohl nur durch einen Buchstaben unterschieden, liegt zwischen beiden Wortfeldern ein ganzer Kosmos.

Da meine Gattin offensichtlich das ganze Procedere bereits durchdrungen und ohne meine fürsorgliche Mithilfe für sich klargestellt hatte, was durch den Umstand meiner mehrwöchigen Abwesenheit auch, wie ich mir eingestehen mußte, nicht unwesentlich befördert worden war, signalisierte ich ihr, nach einer eher förmlichen, aber gesichtswahrenden Bedenkzeit von einigen Nanosekunden, meine ungeteilte Zustimmung und begann, mich mit dem Tätigkeitsfeld »Hausgeburt« eingehender zu befassen.

Sie hat sicher einiges für sich.

Als alter Westernfilmliebhaber schätzte ich sie über die Maßen, weil man als Vater mitten in der Nacht Whiskey mit ungewaschenen Freunden trinken, auf einer sehr großen Zigarre herumkauen und das Personal mit dem unsterblichen Satz: »Bringt heißes Wasser und frische Tücher!« ungestraft herumscheuchen darf.

Bringt heißes Wasser und frische Tücher! Das klingt so wunderbar archaisch, ich machte mir im Kopf eine Notiz. Das mußte, an richtiger Stelle versteht sich, unbedingt in den Hausflur unseres Mietshauses gerufen werden.

Hoffentlich kam der Kleine in der Nacht.

Am besten gegen drei.

Dann hatten alle was davon.

Ich war vergnügt.

Auch die Liste dringend benötigter Zutaten ist erfreulich kurz: Wirklich notwendig sind nur etwa sechs Quadratmeter Malerfolie und eine Gummiflitsche, Dinge also, die sich in jedem Haushalt finden lassen. Aber auch wenn der Werkzeugkasten noch so gut bestückt ist und das Selbstvertrauen des Heimwerkers keine Grenzen findet, sollte man sich doch zum Behufe einer Hausgeburt fachlichen Beistands versichern.

Auch wir taten so und wandten uns dieserhalb an eine Hebamme. Eine Hebamme ist nicht nur ein herrlicher Imperativ, sondern auch eine kundige Frau, die in allen Techniken des Hebens und Ammens

unterwiesen ist, und diese weise Frau schenkte uns allsogleich aus dem Schatzkästlein internationaler Hebammenweisheiten den folgenden Rat:
»Gehet hin und besucht einen Geburtsvorbereitungskurs!«
Wenn ich auch nur in Ansätzen geahnt hätte, was da auf uns zukam, hätte ich nicht so leichtfertig ja gesagt. Zu allem nicht. Einzig das Ja zu meiner Frau, damals, in der Kirche, nehme ich hiervon natürlich ausdrücklich aus.
Natürlich.

Ein zunftgemäßer Geburtsvorbereitungskurs findet in einem sogenannten Hebammenzentrum statt.
Offenbar werden Hebammen auf offener Straße angefeindet und können nur in einem Hebammenzentrum ungestört der Arbeit des Hebens, Reißens und Stoßens nachgehen. Um all diese Tätigkeiten ganz nach ihrem Geschmack ausführen zu können, haben die weisen Frauen spezielle Regeln, das Verhalten innerhalb der Wände ihres Zentrums betreffend, erlassen. Dazu gehört zum Beispiel, die Schuhe im Vorraum, ja eigentlich bereits auf der Straße auszuziehen. Männer in Socken bieten für meinen Geschmack ein Bild von geradezu stupender Tristesse, ja perhorreszierender Würdelosigkeit.
Im Vorraum standen etliche dicke Mädchen, die alle aus dem gleichen Grunde dick waren und sich demzufolge nicht mit »Guten Tag«, sondern mit

einem für den Nichtschwangeren unverständlichen »Nur noch vier Wochen« begrüßten. Alle hatten ihre Männchen mitgebracht, die unbeschuht und mit einem gequälten »Eigentlich hab ich die Gisela nur vorbeigebracht, ich hab doch noch diesen wichtigen Termin bei Siemens …«-Gesichtsausdruck sehr verloren herumstanden.

Der werdende Vater, der dies mit Hebammenunterstützung herbeiführen und sich darauf in deren Zentrum vorbereiten will, trägt die Brille gern rund, ist leicht an seinem Norwegerpullover zu erkennen, mit Elchen drauf und Schlitten – und das im Mai! –, der im Kragen das Etikett »garantiert formlos« trägt und durchs Waschen nicht kleiner, sondern nur größer wird, so daß dem Träger nach der dritten Wäsche von Kollegen in den Pullover geholfen werden muß. An den Füßen, die vom Hosensaum ob seiner Höhe nur ungenügend beschattet werden, trägt der Vorbereitungsvater aus mundgekämmter Schafwolle verfertigte härene Büßersocken, von denen die Ferse immer so gerne unter den Spann rutscht, so daß die Sockenspitze beim Gehen in geradezu lächerlicher Art und Weise von der Fußspitze lappt. Und als ob das unbeschuhte spitzlappende Sockenlaufen nicht schon demütigend genug wäre, läßt sich das noch bis zum kontinentalen Gesichtsverlust inklusive vollständigen Würdeabriebs steigern.

Meiner Auffassung nach saß irgendwann im auslaufenden Neolithikum, während die Rüden der

Tätigkeit des Jagens und Sammelns nachgingen, eine Rotte Weibchen in einer geschmackvoll ausgemalten Höhle in Südfrankreich und sinnierte in trauter Runde, wie man den Jägern und Sammlern diesen nervtötend selbstzufriedenen Zug um die ausladenden Kinnbacken wohl am nachhaltigsten austreiben könne. Und so erfanden sie die zentralste Demütigung, derer sich die Männchen seit jeher schutzlos ausgeliefert sehen: die Sandale!

Nie zeigte sich ein Mann würdeloser, übelstem Spott zu Recht schutzfrei anheimgestellt, denn in riemigem Fußkleid!

Kein Wunder, daß sich Horden großgewachsener Germanen, angemessen befußlappt, über die Legionen zwergwüchsiger Italiener, die riemenfüßig durch ihre Wälder ameisten, schier besinnungslos lachten. Daß sie dann, bewußtlos, eine leichte Beute der glasklaren Südländer wurden, steht auf einem anderen Blatt.

Wer, wie ich, je Zeuge wurde, wie so ein Vaterentwurf, so ein kirchentagsgestählter Du-Aufzwinger, mit ausgebreiteten Armen seine Nichtbewaffnung und damit zutiefst pazifistische Grundstimmung offensiv vortragend, mit wippender Sockenspitze, welche vorne lappend aus der birkenstockschen Fußschweißwanne herauswinkt, wie weiland Queen Mum aus ihrer verglasten Ehrendroschke auf einen zustoffelt, der versteht, daß mich dann selbstredend innert weniger Sekundenbruchteile jede bürgerliche Zurückhaltung floh und ich mich flugs in einem herrlichen Handgemenge wiederfand, aus dem mich meine Frau, unter Beteiligung der Erzobersuprimchefhebamme, hurtig herausschälen mußte.

Nach diesem anfänglichen Scharmützel mußten wir in Zweierreihen Aufstellung nehmen, eine Hand an der Butterbrottasche, die andere an der Gattin, und im Gänsemarsch in den Geburtsvorbereitungsraum einrücken.

Auch hier signalisierte die Einrichtung in beängstigender Weise bereits deutlich, was da auf mich zukommen sollte, war doch der Teppichboden gut vierzig Zentimeter die Wände hoch verlegt.

Die weitere Ausgestaltung des Raumes erschöpfte sich in mehreren Medizinbällen, die ungute Erinnerung an das verhaßte Zirkeltraining längst vergangener Schulsportstunden wieder aufleben ließen, sowie in großvolumigen, offenbar seit Generationen fremdspeichelgetränkten Kissen in verblichenen Pastelltönen und verschiedensten Abnutzungsgraden. Ein übergroßes wollgestopftes Säuglingsimitat lag mit merkwürdig verrenkten Gliedmaßen mitten im Raum auf dem Fußboden, wohl um die Risiken einer Geburt im Stehen zu verdeutlichen.

Mir wurde etwas anders, und ich faßte die Hand der Gefährtin fester.

Die Gruppe wurde seitens der Erzobersuprimchefhebamme angewiesen, im Schneidersitz auf dem Boden Platz zu nehmen, anders wäre es auch infolge vollkommener Mobiliarabsenz gar nicht möglich gewesen, einen Tennisball zu nehmen und diesen unter Absingen des eigenen Vornamens dem Gegenüber zuzurollen. Die ersten Schwierigkeiten tauchten auf, da bei einigen Teilnehmern die Erinnerung an den eigenen Vornamen unter der Last der Situation bereits deutlich getrübt schien.

Doch das beherzte Eintreten der Gefährtinnen, die lange nicht so bedrückt schienen wie ihre Männchen, rettete die Situation. Mir gegenüber saß ein Klaus, dann kam ein Gerhard, dann kam ich, also ... ich eben und dann ein Martin oder etwas in der Richtung.

Nach diesen Präliminarien, gewürzt durch gegenseitiges Vornamenerinnern, das uns das Gefühl vermittelte, uns bereits seit Minuten zu kennen, so daß die gespannte und etwas furchtverbrämte Erwartung gedämpft wurde, setzte die Erzobersuprimchefhebamme an, uns in die wesentlichen Techniken der Geburtsdurchführung einzuweihen, welche, bei folgsamer Beachtung, das Geschäft des Gebärens für die Schwangere zum reinen Vergnügen destillieren sollten.

Das Wichtigste, so die Championatshebamme, sei es für die Schwangere unter der Geburt, (man sagt »unter der Geburt«« wie »unter der Woche«, aber nicht wie »zwischen den Jahren«, denn zwischen den Jahren ist nichts, aber auch gar nichts, ganz anders, als unter der Geburt!), das Wichtigste sei es für die Kreißende also, zu atmen!

Meine Aufmerksamkeit, bis eben noch fast schmerzhaft gespannt, ließ etwas nach.
Wir atmen regelmäßig und das seit Jahren, oft auch auf nüchternen Magen, schon vor dem Frühstück. Ich habe irgendwo gelesen, daß das sogar lebensverlängernd wirken soll, ähnlich wie Sport. Auch hatte ich mich vor der Eheschließung davon überzeugt, daß meine Gattin ein aerobes Lebewesen ist und der Lungenatmung anhängt.
Nicht, daß ich etwas gegen Tracheen habe, allerdings finde ich Atemlöcher in Ellenbogen und Kniegelenken, wie wir sie von Insekten her kennen, bei Frauen, gerade jüngeren Alters, wenig kleidsam.
Auch die Vorstellung, sich beim Niesen die Hand vors Knie zu halten, scheint mir ein wenig grotesk. Meine Gattin atmet klassisch durch Mund und Nase, und das mit Erfolg.
Ich war beruhigt. Wir konnten schon was!
Doch jene zarte Überheblichkeit, die sich bei der Nennung dieser Geburtstechnik in mir wohnlich einrichtete, verflüchtigte sich sogleich, als die Mutter Heberin auf jene zentrale, ja grundsätzliche Verhaltensweise zu sprechen kam, mit der dem geburtsimmanenten Wehenschmerz wirkungsvoll die Stirn geboten werden könne, zum beiderseitigen Frommen von Mutter und Kind. Der Vater wurde hier mit Absicht nicht erwähnt, was mir allerdings erst aufging, als es schon zu spät war.
Viel zu spät.

Die Rede ist hier vom Wehensingen, einer Technik, die ihren Ursprung wohl in der Walpädiatrie hat und nahezu unverändert auf uns kam. Meine Liebe zu diesen größten Säugetieren unseres Planeten schmolz wie ein Schnuller auf einer heißen Herdplatte.

Das Wesen der Wehe zu verstehen ist die Voraussetzung für erfolgreiches Singen, ein Satz, den auch Anneliese Rothenberger nicht schöner hätte formulieren können. Die Wehe also kommt einer Welle gleich des Wegs, meist aus Richtung der Mutter, erreicht ihren Zenit, wirft eine Mark ins Fernrohr, fällt ab und entschwindet. Bis hierher ganz einfach. Nun sollen der werdende Erziehungsgenötigte wie auch die seiende Mutter dieser Wehe kraftvoll einen Vokal entgegensingen.

Das leuchtete mir sofort ohne Abstriche ein, denn wer je versuchte, kraftvoll einen Konsonanten zu singen, weiß, daß das nicht geht. Versuchen Sie es nur einmal, beispielsweise mit einem K! Unmöglich. Nun hält unsere Muttersprache allerlei Vokale für die unterschiedlichsten Verwendungszwecke bereit. Für die, die sich jetzt nicht erinnern mögen, seien sie hier noch einmal kurz gelistet:

A, E, I, O und U.

Grundüberzeugung der Exegeten des Wehensingens ist es, daß ein physiologischer Zusammenhang zwischen dem weiblichen Oben, also dem Munde, und dem weiblichen Unten, also dem Kindsausgang, besteht.

Erinnern wir uns: Ein Vokal soll gesungen werden, wobei während des Singens die äußere Gestalt des Mundes jener Theorie gemäß die der Kindspforte bedingt. Singt man also etwa ein I, wird es ein langes und flaches Kind, da der Mund ja einen fast waagerechten Schlitz bildet. Will man sein Kind nicht nach der Geburt unter der Tür durchschieben, um es der wartenden Verwandtschaft zu präsentieren, ist vom I abzuraten.
Ich sprach zu der Gefährtin: »Liebes, laß uns ein O singen, das O ist ein guter Vokal.«
Nun kann man sich vielleicht vorstellen, daß das Singen eines Vokals durchaus geübt werden muß, zumindest dann, wenn die anwesende Klientel Tennisbälle benötigt, um sich die jeweiligen Vornamen zu merken. Dazu sollten wir in den sogenannten lockeren Stütz gehen, eine ebenfalls äußerst demütigende Körperhaltung, in der die sonst so augenfälligen Vorteile viriler Körperarchitektur aber auch gar nicht zum Tragen kommen wollen. Es handelt sich hierbei um einen halbaufrechten Stand, der Steiß weist zum Erdmittelpunkt, die Füße sind leicht gespreizt, man federt ein wenig in den Knien, das Gesicht nimmt einen Ausdruck finaler Blödigkeit an, während wir, den fast hämischen Einflüsterungen der professionellen Geburtsdurchführerin Folge leistend, unseren Beckenboden loslassen sollten.
Nun, wie soll ich bitte etwas loslassen, was ich im Leben vorher noch nicht angefaßt habe?

Mein Beckenboden war bereits verlegt, als ich eingezogen bin, aber ich versuchte, getreu den Ammenweisungen, locker zu werden, ließ alles Bodenähnliche los und bot im Kreise der Mitväter einen erstaunlich jämmerlichen Anblick. Man möchte es vor seinem geistigen Auge wahrlich nicht erstehen lassen, doch die Chronistenpflicht gebietet's:
Sechs erwachsene oder zumindest ausgewachsene Männer stehen kniefedernd im Kreis, in der verzweifelten Hoffnung, kein Freund oder gar Arbeitgeber möge durch die Fenster in den Raum schauen und sie mit losgelassenem Beckenboden und mit in Kniehöhe baumelndem Rektum, in lappenden Socken auf Gymnastikmatten stehend und wie ein Chor verwirrter Heidschnucken Vokale blökend, erkennen! Das Risiko, nie wiedergutzumachenden gesellschaftlichen Schaden zu erleiden, war mit Händen zu greifen! Allein, die Sache wollt's!
Übrigens büßen auch Vokale ihre klangliche Schönheit innerhalb weniger Sekunden zur Gänze ein, werden sie von Männern glasigen Blickes an die Decke eines Geburtsvorbereitungsraumes gemuht.
Mit dem Klang meines O allerdings war ich zufrieden: satt in der Intonation, über Gebühr langanhaltend, fein moduliert, alles in allem ein befriedigender Vortrag, der in einem ansprechenden Ritardando selbstbewußt ausklang. Ich fühlte mich recht sicher und dem Kommenden nunmehr durchaus gewachsen.

In der Nacht der Geburt allerdings ging mir in geradezu schmerzhafter Klarheit auf, daß man mir, wie so oft, wieder einmal nur die Hälfte mitgeteilt hatte. Mir war nämlich verschwiegen worden, daß die gemeine Wehe nicht etwa solitär daherkommt, sondern stets in großen Verbänden, Schulen oder gar Rudeln auftritt. In unserem Fall hatten sie offenbar auch noch Freunde und Bekannte eingeladen, mit durch meine Frau zu gehen. Dies hatte zur Folge, daß ich in der Nacht der Niederkunft geschlagene sieben Stunden lang alle drei Minuten für circa sechzig Sekunden »Oooooh« zu posaunen hatte, so ausdauernd und intensiv, daß ich in Jericho sicherlich großen Sachschaden angerichtet hätte. Gott sei's getrommelt ist unser Haus nicht aus Bruchsteinen errichtet. Ich heulte in einer derartigen vokalischen Penetranz in einem Badezimmer, welches nur unwesentlich größer denn ein handelsübliches Handtuch war, daß es Sir Edmund Hillary sicherlich an die Karwoche beim Dalai Lama erinnert hätte.

Mittlerweile hatte ich mich so eingeblökt, daß ich die einzelne Wehe gar nicht mehr abwartete, sondern durchooooohte, irgendeine würde ich sicher treffen, sie konnten die Richtung ja nicht ändern.

Selbst meine Gattin erwachte schlußendlich aus der Trance, in die sie jede Gebärmutterkontraktion geschickt hatte und sprach: »Nu halt doch mal den Mund, um Himmels willen! Es geht jetzt los, hol das Telephon und ruf die Amme, aber nicht nur mit Ooooh, sondern im ganzen Satz!«

Etwas indigniert erhob ich mich, das Telephon zu suchen. Dies gestaltete sich schwieriger denn erwartet. Die Feststation fand ich nahezu sofort, was auch ein bißchen im Begriff steckt, ist sie doch, im Gegensatz zum schnurfreien Hörerteil, ortsfest.
Das aber hatte augenscheinlich eine Auszeti genommen, war mit Freunden unterwegs oder auf Klassenfahrt und wollte sich, obwohl ich es laut bei seinem Namen rief, nicht zeigen. Ich stellte die Wohnung auf den Kopf, grub den Garten um und stieg über den Zaun zu Nachbars, blieb aber ohne Erfolg.
In die Wohnung zurückgekehrt, fand ich es dann doch, gab die Nummer der Hebamme ein und erhielt ein Ergebnis größer gleich null. Mit einer kleinen Verzögerung erschloß sich mir, daß Texas Instruments zwar keine Telephone, aber leistungsfähige Taschenrechner herstellt, und so legte ich auf, indem ich die Off-Taste drückte. Dann ergriff ich das Telephon, welches mittlerweile von seinem Altstadtbesuch zurückgekehrt war und mit einem Gesicht, als sei es nie weg gewese,n wieder in der Feststation Platz genommen hatte, wählte die Nummer, die ich mir eingeprägt hatte, und bekam tatsächlich sofort eine Verbindung zur Fahrplanansage der Deutschen Bahn. Ich konnte mich nicht erinnern, Reisepläne gehabt zu haben, und legte auf. Endlich bewerkstelligte ich die richtige Nummerneingabe, unsere Hebamme hob, daher der Name, ab, ich erklärte in jener selbstbewußten, ruhigen, ja

souveränen Art, die uns Westmännern so zu eigen ist, die Situation und bat sie, wenn nichts anderes anliege, doch im Laufe der Nacht mal vorbeizuschauen. Sie müsse auch gar nicht hereinkommen, ein aufmunterndes Wort durch den Briefschlitz würde genügen, ich hätte die Situation vollkommen im Griff.

Während ich dies schreibe, kommen mir plötzlich Zweifel an dieser Darstellung, was natürlich auch am zeitlichen Abstand liegen mag. Ich könnte auch einfach hysterisch »Du mußt sofort kommen!!« in den Hörer geschrieen haben. Möglich wäre das schon. Die Gefährtin nickt. Gut. Es könnte also so gewesen sein. Könnte, wohlgemerkt. *(Es war so, er hat geschrieen. Die Gefährtin.)*

Wie auch immer, wenige Minuten später landete die Hebamme mit professionell geschwärztem Gesicht im Garten; das gehört wohl zum Berufsbild, immer zu kommen, sobald man gerufen wird. Sie verstaute ihre umfängliche Ausrüstung bei uns im Flur und begann, sich im Geburtszimmer häuslich einzurichten, was mich wiederum im Stillen die Frage stellen ließ, ob sie wohl gleich bis zum zweiten Kind bleiben wolle. Die Ertragslage auf dem Ammenmarkt ist mir so transparent nicht, vielleicht muß man jede sich bietende Gelegenheit beim Schopfe packen: ein schönes Bild in dem Zusammenhang. Offenbar stelle ich ein Paradebeispiel virulentester Zeugungskraft dar, welches ihr zu berechtigten Hoffnung Anlaß gab … *(Glauben Sie nicht alles, was er schreibt. Bisweilen ist's ein wenig überhöht. Die Gefährtin.)*

Irgendwie gab meine Anwesenheit, gepaart mit meiner professionellen Einschätzung der Lage sowie deren souveräne Handhabung durch mich, meiner Gattin plötzlich Sicherheit. Offensichtlich störte sie auch die Anwesenheit der Hebamme nicht. *(Sie gab mir Sicherheit. Und ihm auch. Die Gefährtin.) (Genau so war es. Die Amme.)*

Bald war der Zustand allgemeiner Unumkehrbarkeit erreicht, und ich konnte bereits das schwarze Schöpflein meines Söhnchens erkennen.

Ich meinte gar seine Ausrüstung, das Helmchen, die Grubenlampe und den Reiseführer »Raus aus Mamas Bauch in drei Schritten« erkennen zu können. Ich gackerte außer mir vor Freude und unterhielt die beiden Damen mit einer gelungenen Charade, in der ich in lockerer Folge einige afrikanische und australische Laufvögel, verschiedenste Kriechtiere, einen baskischen Briefträger, eine Leitplanke an der A7, einen Waschvollautomaten und eine lecke Wasserleitung täuschend echt imitierte!

In diesem Moment allergrößter Anspannung sprach die Amme zu mir die Worte: »Hör endlich mit dem Gehüpfe auf und mach Kaffee!«

Jetzt gestattete ich mir denn doch einen Moment allgemeinen Nervenversagens: »Was? Kaffee? Jetzt? Die Damen brauchen wohl mal 'ne Pause, was? Darf's vielleicht sonst noch was sein? Ein Plunderteilchen

oder Vanilleeis mit heißen Kirschen?!«
Meine Stimme hatte ein wenig ihres sonoren Charmes eingebüßt und überschlug sich bereits ab »Kaffee«.
Aber dann dachte ich, daß das ja vielleicht die im Sudan zur Zeit gängige Methode ist, und bevor die weise Frau jetzt in jeder Zimmerecke Kräuterfeuer in Gang setzt, Knöchelchen wirft, die Gattin mit einer Rassel umtanzt, Details aus den Innereien verschiedenster verschiedener Fische liest oder gar Nadeln in kleine Tonpüppchen steckt und ich dann nicht mehr schmerzfrei schlafen kann, dachte ich bei mir: ›Geh ma in die Küche und tu, wie Dir geheißen.‹
Und also tat ich.
Um mich aber wenigstens aus der Distanz mit der Gefährtin zu solidarisieren, machte ich natürlich gepreßten Kaffee.
Ich arrangierte alle Zutaten, wie Tassen, Untertassen, Zuckertiegelchen, Löffel, ein Kännchen Milch, die Morgenzeitung, ein VW-Väschen mit Nelke und die Designer-Kaffeekanne, allerliebst auf einem Tablett und trug's zurück in das Geburtszimmer. Die weise Frau unterbrach mit einem Lächeln auf dem Gesicht ihr Geschäft des Hebens und Anfeuerns, die Gefährtin sank erschopft in die Kissen, und nun geschah etwas, was mich dann doch den Rest Zurückhaltung und Contenance kostete, der mich bis dato in der Zivilisation verankert hatte.
Die weise Frau nahm die Kanne mit meinem gepreßten Spezialkaffee, ergriff eine herumliegende

Fließwindel, goß eine kräftige Portion des coffeinhaltigen Heißgetränkes darüber und drückte den so imprägnierten Hygieneartikel meiner Gattin direkt auf das Zentrum ihres Bemühens.
Nun machte ich aus meiner Einschätzung des Geisteszustandes unserer schamanischen Helferin keinerlei Hehl mehr! Ja, ich verstieg mich sogar so weit, für ihre künftige Unterbringung in behüteter Umgebung stante pede und höchstselbst Sorge tragen zu wollen. *(Er schrie mich an, schalt mich verrückt und wollte die Geburt sofort abbrechen, um es morgen mit anderer Besatzung noch einmal zu versuchen. Völlig irre. Die Amme)*
Doch jene kundige Frau, die wohl schon ganz andere Reaktionen derer, denen sie zur Hand oder sonst wohin ging, erlebt hatte, wartete geduldig, bis ich von der Wohnzimmerlampe wieder herabgestiegen war, und erläuterte mir nun in einfachen Sätzen, daß die Wärme in der Windel nun das Gewebe lockere und das Coffein die Durchblutung dieser momentan arg strapazierten Areale ankurbele.
Das leuchtete ein, selbst mir, und ich genoß einen Moment echter Erleichterung, weil ich nicht, wie sonst eigentlich immer, einen guten Schuß Asbach an den Kaffee getan hatte. Bisweilen braucht es halt auch ein Quäntchen Glück.
Und wirklich, es kam ein derartiger Schwung in die Veranstaltung, daß ich schon nach wenigen gewaltigen Preßwehen, während derer ich auf Geheiß der

Gefährtin und ihrer Komplizin das Oooohen so weit als möglich unterdrückte, meinen Sohn Jakob endlich in den Armen hielt.
Er war ein wenig glitschig, und ich hatte mit ihm das Erlebnis, welches man vielleicht vom Duschen her kennt, wenn man versucht, ein schaumiges Stück Seife festzuhalten. Er kam mir immer wieder aus, konnte aber Gott sei Dank nicht weit fallen, da er ja noch an der Nabelschnur hing. Mutter Natur denkt einfach an alles!
Dann trennte ich, ohne mich um das Sepsisgeheule der Amme zu kümmern, das Nabelkabel mit einem Bolzenschneider, den ich als umsichtiger Heimwerker bei Zeiten bereitgelegt hatte.
Ich war überglücklich, und auch die Gefährtin lächelte beseelt aus den Kissen. Ich sorgte dafür, daß Mutter und Kind sanft gebettet und wohl versorgt waren, stopfte dann den Nachzügler, also den Placebo in eine Zweitausendeins-Tüte und vergrub ihn im Garten unter einem Apfelbaum.
So hatte ich es vor.
Dummerweise stellte sich kurz nach der Eintütung des Nachzüglers ein nahezu raubtierhaftes Verlangen nach einer oder mehrerer Zigaretten sowie nach Schaumwein in unbotmäßiger Menge ein, Sehnsüchte, von denen sich die Hebamme ebenfalls unsanft gebeutelt fühlte.
So gaben wir ihnen nach und vergaßen die Tüte auf dem Absatz jener Treppe, die in den Garten führte.

Und es war ein warmer Mai.
Glücklicherweise gelang es mir dann doch noch, nach drei Tagen, die Tüte unter jenem Apfelbaum zu vergraben. Das war knapp!
Wäre auch nur noch ein weiterer Tag verstrichen, hätte ich den Inhalt wohl, gleich meinem Sohn, auf dem Einwohnermeldeamt eintragen lassen müssen, zeigte er doch inzwischen unverhohlen Anzeichen erster Vitalität.
Jakob bekam dann zwar noch ein Geschwisterchen, doch drei Jahre später, und auf klassischem Wege.
Aber so weit sind wir noch nicht.

6 — Ein Königreich für einen Namen

»Wes Nam ich trag, des Lied ich sing!«

Okzidentalische Tatsache

Alles hat einen Namen. Wirklich alles.

Sogar Autos, Geschirrspüler, Bundeswehrmanöver und unheilbare Krankheiten. Nicht zu reden von Haustieren, Kondomen, Apfelsorten und Nachbarn. Dessen geachtet braucht auch ein Kind einen Namen, argumentierte die Gefährtin. Mein zarter Einwurf, daß es ja mit dem meinigen, also »Malmsheimer«, bereits einen erbe und das zu meinen Lebzeiten, wurde mit dem Hinweis abgetan, daß es sich dabei nur um einen Nachnamen handele. Es gebe aber viele, vielleicht zu viele Malmsheimers, und darob sei, auch zu innermalmsheimlicher Differenzierung, ein wohlklingender Vorname vonnöten. Auch verlange dies der Gesetzgeber. Nun habe ich immer einem Verlangen des Gesetzgebers hinsichtlich meiner Person die gleiche Bedeutung beigemessen wie dieser meinem hinsichtlich ihm, also keine, aber die Einzige mahnte, daß wir unser Kindlein doch nicht schon im Vorfeld mit Schwierigkeiten behaften wollten, welche dann unausweichlich Besuche städtischer Beamter, nach der Gürtelrose eine der peinigendsten Erscheinungen zivilisierten Lebens, nach sich ziehen müßten.

Dies alles hatte ich noch nicht bedacht.

Die Elternschaft selbst auf den Weg zu bringen war solcherart anstrengend und Körper wie Geist gleichermaßen beherrschend gewesen, daß ich dem Problem der Benamung noch keinerlei Aufmerksamkeit hatte zuteil werden lassen.
Einen Namen also.
Hat man sich soweit durchgerungen, steht unweigerlich die Frage im Raum: Welchen?
Es gibt so viele. Doch offensichtlich nicht genug für alle. Ich alleine kenne vier Franks, etliche Christophs, mehrere Christians und weit mehr Ralfs als gut für mich war.
Was ist zu tun? An wen wendet man sich? Wie immer, wenn ich völliger Ratlosigkeit anheim zu fallen drohe, lenke ich meine Schritte in eine Buchhandlung. Nicht, daß man mir dort immer geholfen hätte, doch ist es oft schon hilfreich, wenn man sein Problem weiterreichen kann und des anderen Gesicht dann die eigene Verständnislosigkeit widerspiegelt. Doch die verbrieft kinderlose Buchhändlerin erwies sich als Frau, die mit beiden Beinen auf der Erde stand und sich dabei offensichtlich bisweilen auch noch mit den Armen abstützte. Sie maß mich mit dem Wie-kann-man-nur-in-so-eine-Welt-Kinder-setzen-Blick, dem, kaum sichtbar, eine kleine Portion Neid beigemengt schien, griff blindlings ins Regal, ein Indiz für dessen zementene Ordnung, die durch keinerlei Kundennachfrage gestört wird, und reichte mir mit übertrieben bibliophilem Gestus,

also einbandstreichelnd und kopfschnittbeblasend, *Reclam's Lexicon der gebräuchlichsten Vornamen*, ein »Standardwerk«, so die Buchhändlerin zu mir. »Ein Standardspruch«, so ich, auch zu mir, allerdings halblaut. Ich nahm's, zahlte und spürte noch im Hinausgehen den mitleidigen Blick der Buchhändlerin im Nacken, jenen anderen sprechenden Blick, der sagt: »Wieder mal neunundvierzig achtzig dafür eingenommen, daß am Ende doch nur ein Uwe herauskommt!« Es gibt kaum jemanden, der so laut gucken kann wie Buchhändlerinnen.

Zu Hause angekommen, unterzogen meine Gattin und ich das Werk einer strengen Prüfung. Im Verlauf derselben mußten wir feststellen, daß der Redaktionsschluß von *Reclam's Lexicon der gebräuchlichsten Vornamen* offensichtlich bereits im Jahre 1368 nach Christus erfolgt war, denn bereits unter dem Buchstaben »B« wurde uns »Bogumil« als gebräuchlich vorgeschlagen, dann, unter »S«, auch noch »Sulpitz«. Wir testeten diese Namen in Alltagssituationen, indem ich beispielsweise ausrief: »Bogumil, nich dat Chantal treten!« oder: »Sulpitz, laß dem Marcel sein Eimer!« und befanden, daß wir unserem Sohn lieber eine Nummer geben würden, denn ihn mit einem derart gebräuchlichen Vornamen frühzeitig aller Lebenschancen zu berauben.

Gerade Sulpitz finde ich als Vornamen etwa so gebräuchlich wie Ratatouille oder Mesalliance.

Zumindest in unserem Bekanntenkreis.

Sulpitz leitet sich von dem römischen, seit zweitausend Jahren ausgestorbenen Geschlecht der Sulpicier her, deren Erinnerungswürdigkeit sich offensichtlich in der Verseuchung deutschen Vornamengutes vollkommen erschöpft. Auch Bogumil mag im Tschechischen einen guten Klang besitzen, im Deutschen erinnert er mich eher an die Abkürzung für BOchumer YoGUrth und MIlchwerke, einen kränkelnden Zweig der Westmilch AG.

Wir verwarfen *Reclam's Lexicon der gebräuchlichsten Vornamen* als vollkommen ungebräuchlich im Sinne von unbrauchbar. Und wir haben unseren Sohn nicht Sulpitz genannt, auch nicht Ponton, Minestrone oder Popocatepetl und schon gar nicht Winnipeg, Massachusetts oder Baden-Baden. Obwohl »Baden-Baden Malmsheimer« meiner Ansicht nach nicht schlecht klingt.

Wir nannten ihn Jakob. Und das trotz der Einflüsterungen Reclams, der ja eigentlich Philipp hieß und es also besser gewußt haben müßte. Allerdings ist ja hinsichtlich der Vornamenvergabepraxis die Verwirrung zur Zeit eine vollkommene, um mit Hüschs Hagenbuch zu sprechen, mit dem ja leider schon lange niemand mehr spricht. Denn hier, und nicht nur hier, stellen die Vereinigten Staaten von Amerika wieder einmal den Gipfelpunkt aller möglicher Verblödung dar. Dort darf man sein Kind straflos April nennen (so heißt bei uns der vierte Monat) oder Wednesday (so heißt bei uns der dritte Tag, so man den Wochenbeginn am Montag ansetzt) oder gar Constitution (so heißt unsere Verfassung). Ich persönlich werde mich nicht wundern, wenn dort auch bald Begriffe wie Carefree, Totalsale, Demolition, Slavery oder Abortion Verwendung als Namen fänden. Aber in Zeiten, in denen offenbar allein das überproportional hohe Vorkommen adipöser Leute, gepaart mit christlichem Fundamentalismus, zur Übernahme der Führerschaft der freien Welt ausreicht, sollte einen nichts überraschen.

Wozu braucht ein Kind überhaupt einen Vornamen? Zur alleinigen Unterscheidung von, sagen wir mal, einem Kubikmeter Kies reicht der Augenschein und von allem anderen der Nachname. Nein, Stiefvater Staat braucht ihn, und zwar dringend.

Der Mund spricht den Namen und der Vormund den Vornamen. Bevormundung, Gängelung, Registrierung und Belangung sind die treibenden Kräfte.

Ich bin sicher, daß »Freizügigkeit« im staatlichen Vokabular ausschließlich die freie Wahl der Zugverbindung beim Reisen beschreibt. Daß dies natürlich völlig sinnlos ist, da, will man zu einem bestimmten Termin irgendwohin, ja allein schon die Wahl der Deutschen Bahn als Verkehrsmittel einen dieses Unterfangen final torpedierenden Mißgriff darstellt, steht, wenn überhaupt, wieder auf einem gänzlich anderen Blatt, wenn da überhaupt immer jemand mitschreibt.

Aber auch Eltern verfahren mitunter gänzlich

instinktfrei. Es soll Exemplare geben, die den Früchten ihrer Lenden gerne Namen wie Lars oder Ralf geben, weil man die besser brüllen kann, als etwa Nebukadnezar. Einsilbigkeit war immer schon ein Problem so mancher Elternhäuser, und über den Vornamen läßt sich das so schön weitergeben.
Ein Name also erlaubt vor allen Dingen und fatalerweise den Zugriff Dritter auf unsere Kinder, was ich als Vater natürlich zu unterbinden habe.
Das Gefühl, welches mich beschlich, als ich Monate später einem erstaunlich desinteressierten Beamten den Namen meines Sohnes preisgab, war jenem nicht unähnlich, das Angehörige verschiedenster Eingeborenenstämme noch heute hegen, bringt man deren Namen in Erfahrung.
Wer ihn kennt, hat Gewalt über dessen Träger, jetzt und immerdar. Es ist schlechte Medizin.
Als der Beamte den Namen unseres Sohnes schreibschwach in die Tastatur nagelte, vermeinte ich das Abstürzen jedes einzelnen Buchstabens in den salzsäuregewässerten Magensack des Ungeheuers Bürokratie hören zu können. Und wie um den Abschluß dessen gärender Verdauungstätigkeit zu signalisieren, entquoll dem Drucker rülpsend jener schmucklose Zettel, den die heraldisch, sphragistisch und genealogisch völlig unbeleckten staatlichen Büttel als »Geburtsurkunde« bezeichnen.
Ein entsetzlicher Vorgang!
Jenes über alle Maßen gelungene, freundliche, von

keinerlei Arg angekränkelte, das Leben gerade kostende Wesen war binnen weniger Sekunden, wiewohl noch nicht einmal kriechend, zur laufenden Nummer geworden, Gesetzen, Verordnungen, Mahnungen, Steuerbescheiden und Haftstrafe nschutzlos ausgeliefert.
Und all das nur, weil wir ihm in eitler Verblendung einen Namen gegeben hatten!

Wenn ein Kind schon einen Namen haben muß, dann sollte es meiner Auffassung nach bei dessen Vergabe auch um Harmonie, Melodie und Rhythmus gehen, denn ein Name ist zuallererst einmal Klang! Natürlich trägt er auch Bedeutung, und das nicht zu knapp, wiewohl ich glaube, daß das Wissen darum so manchem Elternteilchen bisweilen abhanden gekommen ist, wenn's denn je vorhanden war.
Wie anders ist es zu erklären, daß auch heute noch intellektuell augenscheinlich zentralverschattete Eltern dem Ergebnis ihrer hakeligen sexuellen Bemühungen einen Namen wie Kevin mitgeben, der ja übersetzt nichts anderes bedeutet, als »Der aus dem Munde tropft«.
Marvin bedeutet eigentlich »Der auf der Post vergessene«, Marcel steht für »Bäuerchen nach einem guten Essen«, Justin heißt »Einfahrt freihalten« und Malte ist unübersetzbar, kommt aus dem Läppischen, der Sprache der Samen Norwegens, und beschreibt ungefähr den Vorgang des Lagerfeuerauspinkelns bei

zwölf Grad minus. Dustin heißt »Der Vernebelte«, Dennis ist eine englische Ballsportart, bei der eine kleine Filzkugel von zwei Spielern über ein Netz geschlagen wird, Yannik bedeutet »Der mit dem Kopf wackelt«, und Till heißt »Toll«.

Bei den Mädchennamen sieht es ähnlich aus. Chantal ist im Französischen nichts weniger als eine dicke Suppe mit Fischinnereien und Brechbohnen, Denise heißt »Schnupfen«, Fabienne bedeutet »Brennender Strumpf«, und Jaqueline steht für »Kleine Jacke«, Svende ist schwedisch und bedeutet »Schluß«, Vanessa ist einfach blöd und heißt im Griechischen »Matsch«, im Warägischen aber »Alte Zeltbahn«, und Celina bedeutet »Sackweise« oder »Im Schock«. Diese Kenntnisse sind allerdings leider nicht weit verbreitet, wie uns die Geburtsanzeigen in den Zeitungen tagtäglich vor Augen führen.

Die armen kleinen Würmer!

Den diesbezüglichen Gipfel ästhetischer Abgestumpftheit und geradezu paradigmatischer Idiotie entnahm ich einer Geburtsanzeige in der WAZ, der im Ruhrgebiet wesenden schlechten BILD-Zeitungskopie. Dort entblödeten sich zwei verantwortungslose Elternbruchstücke nicht, ihre ob dieses Schicksals bejammernswerte Tochter tatsächlich »Cheyenne Moon« zu heißen.

Der Familienname war Kwiatkowski! (Aus Gründen der Diskretion wurde der Name natürlich geändert, der richtige ist dem Schreiber dieser Zeilen bekannt und lautet Schwagalla.) Hat man da noch Töne?

Diese Eltern, offenbar pflichtvergessen bis ins Mark, sollten auf dem Marktplatz der Heimatgemeinde standrechtlich entmündigt und anschließend zu lebenslangen niederen Diensten in der Erzdiözese Paderborn im Gemüsegarten der Propsteikirche »Unsere liebe Frau ihre Mutter« verurteilt werden!

Oben führte ich schon einmal die von mir gewünschten Kriterien für die Namensvergabe an, nämlich Harmonie, Melodie und Rhythmus. Yvonne Rochefort klingt, wie ich meine, allemal besser denn Yvonne Sawitzki, und Kevin Costner klingt schon blöd genug – aber Kevin Schlummberger? Oder Joshua Plumpe? Oder Joel Kazmierczak? Oder Fabienne Plachetta? Sind denn alle taub?

Der Standesbeamte sollte weniger gelangweilt, sondern mehr Musiker sein, mit einem geschulten Ohr für den Zusammenklang und Kenntnissen in Etymologie und Völkerkunde. Aber dies hieße an die Grund- und Weiterbildungsfähigkeit des Berufsbeamtentums glauben, und das ist wirklichkeitsfern.

Nein, vielleicht muß in dieser Frage grundsätzlich umgedacht werden. Vielleicht bin ich es ja, der überkommenen, nicht mehr zeitgemäßen Vorstellungen mit der geriatrischen Zähigkeit unbelehrbarer Kriegsteilnehmer anhängt.

Vielleicht sollte man eine Tabelle aufmachen, die jedem Paar noch im Krankenhaus oder dem heimischen Wohnzimmer nach erfolgtem Wurf ausgehändigt wird und die nur zwei Spalten mit den Köpfen »erlaubt« und »verboten« aufweist, vielleicht wie die folgende:

Praxis der Vornamensvergabe
Eine Handreichung verbindlichster Natur,
jedoch in Anerkennung ihrer Leistung
um den Fortbestand der Art und daher auch in Demut
dargereicht von Ihrem Standesamt

Streng erlaubt sind:

- Herkömmliches Vornamengut aus unserem Kulturkreis, sofern es nicht so kreuzdumm wie »Anselm« oder knackflach wie »Desiree« daherkommt
- Begriffe aus den Gebieten Stadt, Land, Fluß, Auto, Wetter, Nahrungsmittel, Religion, Wassersport und Tanz mit bis zu sechs Silben, zum Beispiel »Darmstadt« oder »Jetski«
- Nummerierungen wie »Fünf«, aber nur ganzzahlig, keine Brüche, auch nicht »Wurzel aus 7« oder »Tangens α«
- Akklamationen wie »Holla«, »Oha« und »Oho«, »Sappristi«, »Parbleu«, »Donnerwetter« oder »Beim Teutates«

Absolut verboten sind:

- Einsilbigkeit wie »Umpf« (außer in Asien)

- Reines Baujahr, wie etwa »1978«
- Technische / physikalische Maßeinheiten wie »Kilotonne«, »Hertz« oder »Watt«
- Abkürzungen wie »200 SL« oder »TDI 2,6«
- Alles, was Anlaß zur Verwechslung mit Küchengeräten gibt, wie etwa »Sievamat«, »Bosch«, »Wok« oder »Zauberstab«
- Mehr als ein Vorname, da das ausschließlich der Befriedigung elterlicher Eitelkeit dient und somit dem Erziehungsauftrag vehement zuwider läuft und man davon eh bis auf die Unterschrift unter den Personalausweis keinen Gebrauch macht. Oder können Sie sich vorstellen, wie ein Graf Koks Klaus Wilhelm Ritter und Edler Wolfskehl zu Reichenberg der III. einen Eurocheque unterzeichnet, und haben sie soviel Zeit, darauf zu warten? Im Einzelhandel? Sehen sie.

Des eingedenk hatten wir eigentlich erwogen, unseren zweiten Jungen »Zwo« zu nennen, zumal ein ähnlicher Name, »Zvi«, in Israel einen guten Klang hat. Er heißt nun aber doch Aaron, was in Israel auch einen guten Klang hat und nicht nur dort. Wir hoffen beide, daß er und sein Bruder Jakob uns diese Schwäche nachsehen. In jedem Fall klingt es allemal besser, als Alphonse, Charlie oder Darmstadt.
Das steht fest.

7 — Kindlich motivierte Veränderungen

Eine unvollständige Liste

Laune und Launen

Nichts und niemandem sind wir so schonungslos ausgeliefert wie unseren Launen. Sie speisen sich, offenbar ohne unser Zutun, aus einem Launenborn, den ich mal links hinter der Gallenblase ansiedeln möchte. Er ist vielleicht ein kleines Säckchen, mit einem speziellen Launenbotenstoff zum Bersten gefüllt, das nach einem göttlichen Zufallsprinzip oder auch nach dem Füllstand der berühmten Cannstatter Wasserleitung seinen Inhalt in die Lymphbahnen ergießt. Wir unterscheiden mehrere Grundbauformen des Launenträgers: Es gibt den Morgenmuffel, den Abendmuffel, den Ganztagsmuffel, den zynischen Misanthropen, den morgendlichen Sonnenschein, den ständigen Gutelauneversprüher, auch Stimmungskanone genannt, und den, der an Morbus Gottschalk krankt, jener auf Knopfdruck abrufbaren guten »Stimmung«, die jede Realität negiert. Natürlich ist es auch möglich, alle diese Charaktere als wechselnde Stimmungslagen zu durchlaufen, was den Einzelnen geradezu unerträglich macht.

Ich gehöre der letztgenannten Spezies an. Ich wache morgens völlig ohne Laune auf und ließ mir dann, noch ohne Kind, dieselbe einfach durch das Wetter verderben oder den fehlenden Gutenmorgengruß der Einzigen oder durch einen Handwerker, der der

irrigen Auffassung ist, daß Arbeiten an unserem Haus am besten unangemeldet und vor Sonnenaufgang zu erledigen sind, oder einfach durch die Tatsache, daß da draußen vor meinem Fenster die Welt wartet.
Meine grottenschlechte Stimmung konnte ich ohne Mühe bis etwa mittags halten. Sie erfuhr dann durch die Nahrungsaufnahme eine leichte Besserung, erblühte über den Nachmittag und implodierte erst wieder angesichts des Fernsehprogramms oder löchriger Weinvorräte. Die Aussicht, ins Bett zu fliehen, füllte den Miesstimmungskrater wieder leidlich auf, so daß ich launenfrei einschlief.
Das alles hat sich nun nachhaltig geändert.
Das Kleinkind versteht es, wiewohl es nichts versteht, den Tagesablauf herrlich arhythmisch zu strukturieren, was nur ausgefuchsten Jazzmusikern wirklich gefällt. Diese haben aber in aller Regel keine Kinder.
Das Kind erwacht herrlich erfrischt aus traumlosem Schlummer. Es ist drei Uhr fünfzehn.
Es hungert, ihn dürstet nach der milchsatten Brust der Mutter. Es beginnt zu schreien.
Das hört der Vater, der den leichten Schlaf des Jägers und Sammlers schläft. Die Einzige sägt derweil den Westerwald auf Kaminholzlänge, der Vater entsteigt dem schlafwarmen Pfühl, das Kind zu holen, das noch nicht selber laufen kann. Wie kann es Hunger haben, wenn es nichts tut? Nicht mal laufen?
Solche und ähnliche Fragen schlingern dem Vater durch das schlafgespinstumwobene Hirn, während

sich links neben seiner Gallenblase der kleine Gewebesack zum ersten Male vollständig entleert und seine Laune in den Minusbereich durchsackt.
Er hebt das Kind aus seinem Nest und will es der Mutter reichen, wird aber von strengen Dünsten umweht, als er die Bettdecke lüftet.
Er hält inne und versucht sich zu besinnen. In aller Regel hat das Kind unter sich gemacht. Er beschließt, es daraufhin zu untersuchen. Sollte sich dann herausstellen, daß wider Erwarten er selbst oder gar die Mutter frische Unterwäsche braucht, kann er das Kind ja wieder zurücklegen.
Vielleicht auf den Flur. Vor die Nachbarwohnung.
Er öffnet die komplizierte Unterleibsverschnürung des Kindes und erblickt Unschönes. Gleichzeitig raubt ihm der aus dieser Region aufsteigende Dunst das Augenlicht. Seine Laune schlägt am physikalisch absoluten Nullpunkt auf und bleibt derangiert liegen.
Er entfernt die Gesäßpaste und ölt das Kind großzügig ein, so großzügig, wie sonst nur belgische Kartoffelstäbchen in Fett getaucht werden.
Das Kind schwimmt und ist infolge dieser letzten Ölung nur schwer zu fassen. Außerdem bemerkt der Vater, daß große Teile der kindlichen Hinterlassenschaft nicht mit deren Hülle in den dafür bereitstehenden Blecheimer mit fußauslösbarem Klappdeckel entsorgt wurden, sondern, als Preis für die unzureichende Beleuchtungssituation, an seinen Fingern und am Handrücken kleben. Seine Laune begibt sich

kriechend in die für die klassische Physik nicht mehr auslotbaren Gefilde jenseits des absoluten Nullpunktes und darf als nicht reparabel angesehen werden.
Der Vater reinigt sich die Hände an der Schlafanzugjacke und reicht der Mutter das Kind.
Die ist aber nach wie vor eine Schlummernde, kann es ihm also nicht abnehmen. Der Vater verliert in völliger Dunkelheit über dem mütterlichen Bett mit seinem Kind in Vorhalte das Gleichgewicht und stürzt, das Kind zwanghaft hochhaltend, auf die Mutter. Deren Launenborn entlädt sich im Erwachen ruckartig in ihr lymphatisches System und über den Vater. Der Vater steht wie ein mit Öl begossener Pudel mit Kacke an der Jacke im stockdunklen Schlafzimmer und hält seine Würdigung durch die Gattin aus.
Er versucht wach zu bleiben. Er hört, wie das Kind andockt und zu saugen beginnt. Er hört, wie die Mutter versucht, es festzuhalten, was wegen des Ölfilmes nicht recht gelingen will. Die Mutter legt das Kind auf die Betthälfte des Vaters und gibt ihm auf der Seite liegend die Brust. Also dem Kind. Nicht dem Vater.
Der Vater schläft im Stehen in der Mitte des Zimmers ein. Er wird am Morgen ohne Gefühl in den Beinen und ohne Laune erwachen. Die Gattin wird eine Laune haben, aber keine gute, weil sie in einem Ölfleck erwacht. Das Kind wird auch erwachen, aber erfrischt und in bester Stimmung.
Dieses hier skizzierte familiäre Stimmungsgemälde wird sich bis zum Abitur des Kleinen nur noch

in Nuancen, also in Frankreich, ändern, kann also folgerichtig als fertiggestellt betrachtet und somit gerahmt werden.

Tagesablauf und Nachtruhe

Finden in der herkömmlichen Form ihr Ende (siehe oben) und können demnach im nun folgenden Lebensabschnitt, der gleichzeitig der letzte der Elternvögel ist, als erledigt betrachtet werden. Die einzige Fähigkeit, die Erwachsenen während der Elternschaft erwächst, ist die Improvisationsgabe. Diese aber scheidet sie nachhaltig von ihrer Umwelt und beschleunigt ihre gesellschaftliche Vereinsamung in einer Geschwindigkeit, die bereits im ausgehenden neunzehnten Jahrhundert experimentell nachgewiesen wurde und die Albert Einstein als die größtmögliche aller erreichbaren Geschwindigkeiten definierte: in Lichtgeschwindigkeit nämlich.

Lebensführung und Pädagogik

Ausgelöst durch die Schwangerschaft, fassen beide Elternteile gerade in späteren Abendstunden bei einem guten Glas Wein und einer herrlichen Zigarette wesentliche Vorsätze, und das fast zeitgleich:

1. Nicht mehr Rauchen!
2. Keinen Alkohol!
3. Früher Schlafen!
4. Mehr frische Luft!
5. Mal die Möbel umstellen!

6. Vielleicht Kniebeugen vor dem Frühstück!
7. Nur glücklichen Salat und einen Liter Folsäure im Monat!
8. Kleine Strecken zu Fuß gehen!
9. Längere auch!
10. Keine guten Vorsätze fassen!
11. Es besser machen als die Eltern!
12. Viel besser!
13. Diese Sätze nicht mehr sagen!
14. Welche Sätze?
15. Sitz gerade!
16. Iß Deinen Teller auf!
17. Hände auf den Tisch!
18. Nimm den Finger aus dem Popo und gib dem Onkel das schöne Händchen!
19. Iß nicht mit vollem Mund!
20. Indianer kennen keinen Schmerz!
21. Wie heißt das Zauberwort?
22. Ohren, Nüstern und After ausgeputzt?
23. Solange du deine Füße unter meinen Tisch stellst ...
24. Man bietet älteren Leuten einen Platz an!
25. Das tut man nicht!
26. Wenn Erwachsene sprechen, haben Kinder zu schweigen!
27. Pipi ist bah!
28. Das andere auch!
29. Bist Du aus Zucker?
30. Heul nicht wie ein Mädchen!

Zudem natürlich:

31. Dem Kind seinen Lauf lassen!
32. Immer für es da sein, Verständnis für es haben!
33. Loslassen können!
34. Nicht glucken!!
35. Das reicht!

Dann gehen beide mit schwerem Kopf, kratzigem Hals und der Farbe nebst dem Aroma eines guten Merlot auf der Zunge zu Bett, im Wissen, daß ab dem morgigen Tag alles anders sein wird und auch muß. Das stimmt nicht ganz. Am anderen Morgen gibt es so vieles, was bedacht werden muß und gekauft und umgeräumt und besorgt und zu beantragen ist, in zwei Tagen kommt schließlich das Kind. Und dann ist es da. Endlich. Und die Eltern arrangieren sich, soweit das geht.
Und nach sechs Monaten sitzen sie wieder zusammen. Auf der Terrasse. Bei einem mittelmäßigen Wein, den irgendeiner ohne Kinder zur Geburt hereinreichte, und endlich wieder bei einer Zigarette, bei der ihr, infolge der Entwöhnung, etwas schwindelig wird. Und sie gehen ihre vormaligen Vorsätze durch:

1. Sie rauchen nicht mehr. Also vor dem Frühstück und im Haus. Dafür aber abends in drei Stunden die komplette Tagesration. Das Kind bekommt davon nichts mit, weil sie sich hernach den Mund immer sehr gut ausspülen. Sie entnehmen der Mundwasserfachpresse, daß Odol den lang geplanten Erweiterungsbau der Fabrikationsanlage endlich verwirklichen konnte.

2. Sie nehmen deutlich weniger Alkohol zu sich, dieser Wein hier hat nur acht Prozent, von allem. Das Kind bekommt davon nichts mit, weil sie sich hernach den Mund immer sehr gut ausspülen. Odol leistete sich auch einen neuen Verwaltungstrakt.

3. Sie gehen deutlich früher schlafen, oft schon um vier. Nachdem sie um drei aufgestanden sind. Und um sieben. Und um zehn. Dann aber bleiben sie wach. Bis nach der Tagesschau. Zumindest einer.

4. Frische Luft klappt gut. Die Fenster müssen sowieso ständig aufstehen, um den Absonderungen des Kleinen die Möglichkeit zum Ausgasen zu geben, ohne daß die Tapete runterkommt. Sie bekommen endlich wieder mit, wie frische Luft riecht. An einer Hauptverkehrsstraße. Und wie munter frische Luft macht. Im November.

5. Er hat die Möbel umgestellt. Nicht alle. Aber er hat das Feldbett aus dem Keller geholt und es zu dem Fernseher in sein kleines Arbeitszimmer gestellt. Natürlich nicht, um die Formel 1 zu verfolgen oder eine dieser Literaturverfilmungen mit Arnold Schwarzenegger, sondern um Tagesthemen zu schauen oder Aspekte. Oder irgendeine finnische Dokumentation über einen isländischen Pantomimen im Exil in Polen. Mit Untertiteln. In Polnisch.

6. Kniebeugen wurden durch Rumpfbeugen ersetzt, wie man sie machen muß, wenn man einen kleinen Menschen aus einem noch kleineren Bettchen heben muß. Beide fühlen sich hinterher matt und sehen ein, daß sie eh momentan keine Zeit für Sport haben. Wenn der Kleine größer ist, will er wieder Radfahren. Sie denkt an Aerobic. Vielleicht in seiner Schulzeit. Oder wenn er mal studiert.

7. Das mit dem Salat klappt. Der lacht geradezu vor Glück, wenn er in die Schüssel gerupft wird und sich in reinem Olivenöl, erste Pressung, und Balsamessig aus Modena baden darf. Einmal Salat sein! Das mit der Folsäure ist schon schwieriger. Auf seine Frage hin gab sein Tankwart vor, die nicht zu kennen. Aber Säure klingt sowieso ziemlich unangenehm. Sie behelfen sich mit drehfreudigen Joghurts. Geht auch.

8. Wegen des Kindes sind sie jetzt ziemlich häufig auf den Beinen. Wenn sie nicht im Halbschlaf irgendwo in der Wohnung herumliegen. Innerhalb ihrer vier Wände machen sie fast alles zu Fuß. Da ist man natürlich erschöpft und fährt zum Zigarettenholen mit dem Auto. Ist ja auch keine

9. längere Strecke. Nur hundert Meter. Für längere Strecken nimmt er nach wie vor, aber wider besseres Wissen die Deutsche Bahn. Ein Fußmarsch nach Freiburg ist ihm nie in den Sinn gekommen. Ihr aber auch nicht, weshalb beide kein schlechtes Gewissen haben.

10. Wieso eigentlich keine guten Vorsätze fassen? Klappt doch bis hierhin ganz ausgezeichnet!

11. Daß sie es besser machen würden als die Eltern, stand von vornherein fest. Nur die Details sind noch zu klären. Was genau wollen sie besser machen als die Eltern? Zuerst einmal soll ihr Kind nicht jeden Abend um sechs ins Bett müssen. Das ist leicht, weil das Kind an keinem Abend um sechs ins Bett geht. Es geht natürlich noch überhaupt nicht. Aber schon mal gar nicht ins Bett. Und es schläft dann auch nicht. Es schläft so lange nicht um sechs Uhr abends, bis die Eltern zu der Überzeugung gelangt sind, daß nicht alles, was ihre Eltern taten, schlecht war. Aber muß ein Kind ständig Danke und Bitte sagen? Nein. Zumindest nicht, solange es nicht spricht. Auch das tägliche Fernsehpensum bedarf noch keiner Kontrolle, ähnlich wie das Lesen unter der Bettdecke, das Klauen von Maggiwürfeln aus der Speisekammer, das Heimlich-im-Kellereingang-Rauchen, das Nach-der-Schule-zu-spät-nach-Hause-Kommen, das Hausaufgaben-im-Bus-Anfertigen und das Den-Nachbarn-Hundescheiße-in-den-Briefkasten-Stopfen. Gibt es überhaupt irgend etwas, das man besser machen könnte als es die Eltern taten? Aber sicher! Die Ernährung! Die Erkenntnisse die Ernährung der lieben Kleinen betreffend sind in den letzten Jahren ins Uferlose gewachsen und immer umfangreicher geworden. Schon unsere Eltern wußten intuitiv, daß man an Kleinkinder kein Aceton verfüttert, aber in allen anderen Belangen nährten sie doch recht rustikal. Da stehen einem modernen Elternpaar, wenn es nicht, wie noch in der Steinzeit durchaus üblich, die Mutterbrust anbietet, doch gottlob andere Möglichkeiten zu Gebote. Allein hinter dem unscheinbaren Begriff »Milch« verbirgt sich ein Kosmos verschiedenster Substanzen, wenn man den Herstellern glauben darf. Diese oft auch milchbasierten Spezialnahrungsmittel, in denen die gesamte milchgebende Fauna, von Stuten bis Robben, als Grundsubstanzlieferant wiederzufinden ist, werden zum Beispiel durch die Beimengung verschiedenster leistungsfördernder Zusatzstoffe wie Nandrolon und andere Anabolika geadelt. So wird die Kindermast zur reinen Freude. Selbstverständlich müssen solcherart ernährte Kinder auch nicht mehr geimpft werden, da sie mit der Nahrung bereits einen repräsentativen Querschnitt aller bekannten Arzneimittel zu sich genommen haben und damit eine bis ins hohe Alter, wenn sie es denn erreichen, stabile Antibiotikaresistenz aufgebaut haben. Danach warten professionelle Breichenrührer und Gemüseveredler auf die wehrlosen Eltern, bis hin zu den herz- und kinderlosen Frühstücksriegelherstellern und Lila-Pausen-Alchimisten, den Cornflakesröstern und Schokopopssiedern. Wenn es die junge Familie bis hierher geschafft und überlebt hat, kann ihr eigentlich nicht mehr viel passieren. Im Gegenteil, sie kann sich glücklich schätzen, ihr Kind, entgegen den Einflüsterungen von Oma und Opa, die sobald sie sich unbeobachtet glaubten, dem Kinde noch schnell so etwas Antiquiertes und vermutlich hochgradig Kontaminiertes wie eine Banane zusteckten, gesund großbekommen zu haben. Und der leidigen Antibiotikaresistenz nimmt der galloppierende Fortschritt doch jeden Schrecken. Die Erziehung löst die Ernährung als Gestalterin des Kindes ab. Und dann können wir uns immer noch Gedanken machen, was unsere Eltern nicht so gut gemacht haben. Wenn wir uns dann noch erinnern können. Oder wollen.

12. Sowieso machen sie es viel besser.

13. Natürlich werden sie ihre Kinder nicht mit diesen Sätzen zur Ordnung rufen. Was haben sie damals unter ihnen gelitten, diesen fast volksliedhaften Ermahnungen, und wie oft stellten sie sich dann im Kämmerlein, manchmal noch verweint, diese Fragen:

14. bis 30. Ist die Menschheit dadurch, daß ihre kleinsten und wehrlosesten Insassen gerade saßen, auch nur einen Schritt weitergekommen? Saßen nicht gerade einige ihrer bedeutendsten Vertreter auf ihren Stühlen so krumm wie ein indianischer Fährtenleser, während er unter der Bettdecke Fährten las? Napoleon? Albert Einstein? Daniel Cohn-Bendit? Hat man je davon gehört, daß Porzellan, Steingut oder Irdenes zu den verträglichen Lebensmitteln gehören? Sollten also Kinder ihre Teller mit- und am Ende gar aufessen? Was macht das mit den Milchzähnen? Wie soll man in der Nase bohren oder sich am Kopf kratzen, ja essen, wenn die Hände ständig auf dem

Tisch liegen? Ist es ästhetisch befriedigend, einem Kind dabei zuzuschauen, wie es den Kopf seitlich auf die Tischplatte drückt, um mit gespitzten Lippen an das Stückchen Gulasch zu kommen, welches vorne auf der Gabel steckt, die von der Hand flach auf der Tischplatte fixiert wird? Will man das wirklich sehen? Nun, wir jedenfalls nicht. Warum sollte man Leuten die Hand geben, die einem dann nur über den Kopf streicheln, feststellen, daß man groß geworden ist, einen sonst keines weiteren Wortes für wert erachten und einen feucht an-pschschschen, wenn man auch mal was sagen will? Warum darf man sie nicht eher vors Schienbein treten? Wenn man nicht mit vollem Mund essen darf, wie denn dann, bitte? Oder hieß es damals: »Sprich nicht mit vollem Mund«? Was tun, wenn der Mund immer voll ist? Zum Beispiel mit Zunge, Speichel und jeder Menge Zähne? Muß man es dann über die Ohren versuchen? Was bedeutet es für ein Kind, daß Indianer keinen Schmerz kennen sollen? Die Deutschen kennen kein Tih Äitsch, und? Ist das für irgendjemanden ein Problem? Die Grönländer kennen keinen Beachvolleyball, die Araber keine eingefrorenen Autotürschlösser, die Patagonier kennen keine Parkplatzsorgen, die Amerikaner keine Scham, die Italiener keine nächtliche Ruhestörung, die Eskimos kennen keinen Hitzschlag und die Buschmannfrauen keine Miederhosen, die Iren kennen die Freude über ein professionell ausgeschenktes Bier nach Null Uhr nur vom Hörensagen, und ich kenne mich manchmal selbst nicht mehr. Hat das für meinen Sohn irgendeine Bedeutung?

Und wer nicht weinen darf, wenn er traurig ist oder sich weh getan hat, wird bis an sein Lebensende eine emotionale Baustelle bleiben und solch einen seelischen Blindgänger seinen Kindern wieder ins Fundament schmuggeln. Wer selber nicht leiden darf, wird auch für andere kein Mitleid entwickeln können. Und das Zauberwort heißt übrigens Abrakadabra oder Simsalabim, aber nie »bitte«, damit das mal klar ist!

Der allgemeine Reinigungszustand eines Kindes ist, so er nicht einen Fuß in die Tür der Gesundheitsgefährdung stellt, vollkommen unerheblich, wenn man nicht bei irgendwelchen Nachbarn Eindruck schinden will.

Dreck reinigt nicht nur den Magen, sondern viel öfter die Seele. Dreck macht vor allen Dingen Spaß.

Besonders wenn man sich mit guten Kumpels in ihm suhlen kann. Die beeindruckendsten Tiere dieses Planeten ziehen ein Schlammbad der in unseren Kreisen allzu weit verbreiteten parfümierten Heißwassermarinade allemal vor. Dies ist das Ergebnis eines jahrmillionenalten evolutionären Ausleseprozesses. Glauben Sie allen Ernstes, daß das Gebot einer Firma, die so grammatikalisch unsaubere und in jedem Fall viel zu imperativisch etikettierte Artikel wie »Duschdas« herstellt, schwerer wiegt?

Wir nicht. Nie und nimmer.

Grundlegende hygienische Prinzipien haben ihren

Stellenwert und verdienen Beachtung. Alles, was darüber hinausgeht, nennt man Waschzwang und bedarf ärztlicher Anteilnahme.
Mein Sohn ist oft dreckig, und ich freue mich so daran, daß ich mich bisweilen zu ihm in die Suhle lege. Und wenn dann noch die Einzige zu uns kommt und wir hernach, wenn der Kleine sauber im Bett liegt, zusammen duschen, vermag ich nichts wirklich Schlimmes am Dreck finden. Im Gegentum.
Und solange mein Sohn noch seine Füße auf meinen Tisch legt, will ich brav sein und für ihn da sein und alles Unglück von ihm abwenden, solang die Beine die Tischplatte tragen.
Außerdem bin ich natürlich der Auffassung, daß man älteren Leuten einen Platz anbietet, wo auch immer. Aber erst, wenn sie höflich gefragt haben. Wenn Kinder mit dem Bus in die Schule fahren oder von derselben nach Hause, sollen sie sitzen dürfen. Und zwar ohne schlechtes Gewissen oder ständiges HJ-mäßiges Aufspringen, wenn Ältere einsteigen, denn Schule ist anstrengend und Kinder sind klein. Und im Gegenzug hält Bewegung jung, und es dauert sicher nicht mehr lange, bis ein enthemmter Freizeitgestalter und hauptberuflicher Waschbrettbauchdengler nach dem »Walking« , welches das normale Gehen euphemisiert, vielleicht das »Standing« erfindet. Dann wird endlich auch das Stehen in überfüllten Bussen und Bahnen gesund! Das wird gerade die knapp über Vierzigjährigen freuen, die beim Kampf um Sitzplätze

im öffentlichen Personennahverkehr gerne ihr Alter und die damit verbundene Lebensleistung gegenüber den Kleinen ausspielen, und es wird diese dadurch besonders lästige Klientel endlich befrieden.

»Das tut man nicht!« Eine der schlimmsten semipädagogischen Zeitbomben überhaupt. Was man tut oder läßt, hat meinen Sohn nicht zu interessieren! Ja, selbst was ich nicht tue oder lasse, gilt nur bedingt für meinen Sohn, denn wer garantiert ihm, daß das richtig ist? Genau, keiner.

Also wird er es selbst herausfinden müssen.

Ich werde ihm natürlich zu vermitteln suchen, daß man zum Beispiel Leute mit anderer Hautfarbe, anderem Glauben und anderer politischer Überzeugung nicht deswegen diskriminiert, schneidet oder gar Gewalt gegen sie anwendet.

Wenn sie aber einfach blöd sind, und Blödigkeit nimmt keine Hautfarbe, kein Glaubensbekenntnis und erst recht keine politische Überzeugung aus, ja sie gehört offenbar oftmals zum Auslöser gewisser politischer Überzeugungen, wenn er also der Blödigkeit begegnet, soll er aus seinem Herzen keine Mördergrube machen. Arschgeigen gibt es überall, und er wird lernen, auf ihnen zu spielen.

Wenn Kinder sich öfter einschalteten, während Erwachsene sprechen, würden diese öfter und vor allem eher erkennen, was sie für einen sandgestrahlten Bockmist daherreden. Es kann also prinzipiell nur gut sein, wenn uns Kinder unterbrechen, um unser

Augenmerk von uns und dem Zeug abzulenken, das uns umtreibt, und den Blick auf so Wesentliches zu lenken wie die Tatsache, daß der Gabriel den Joghurt mit mehr farbigen Zuckerstreuseln verziert bekommen hat und daß mein Jakob so nicht arbeiten kann und abreist.

Natürlich sind Pipi und Aa bäh. (Geschrieben sieht das merkwürdig aus, ich glaube, »Kacke« befriedigt mehr, zumindest den Setzer. Ja, ich weiß, daß es den so nicht mehr gibt. Gestatten Sie mir einfach einen kleinen romantischen Exkurs. Danke.) Individuell betrachtet, und vor allem für die oder den, der das Kind aus Kacke schält, ist das natürlich keine Frage. Prinzipiell ist das natürlich Unsinn. Betrachtet man diese Äußerungen eines Menschen als Folge seines allgemeinen reibungsfreien Funktionierens, stellt sich bei der Begegnung Dankbarkeit ein, spätestens dann, wenn man jemanden kennt, der an Morbus Crohn leidet, oder wenn man Kürbiskernextrakt zu schlürfen beginnt, um mal durchzuschlafen. Das einzige, was man sich in diesem Zusammenhang merken muß, ist, die Klobürste zu benutzen und sich hinterher die Hände zu waschen.

Sollten Sie das schon wissen, betrachten Sie diese Zeilen bitte als gegenstandslos. (Wenn ich so was lese, frage ich mich oft, wie das wohl gehen soll. Wie betrachtet man etwas deutlich Gegenständliches als gegenstandslos? Mit geschlossenen Augen?) »Bist Du aus Zucker?« Diese Frage hörte ich früher oft.

Zum Beispiel wenn es regnete und ich mich darüber beklagte, daß ich dabei naß wurde. Offenbar war die Wasserlöslichkeit von Zucker und seine intensive Süße hier der Auslöser. Aber, seien wir ehrlich, wer wünschte sich nicht eine intensive Süße? Und Wasserlöslichkeit allein ist für mich kein Vorwurf. Viele der wesentlichsten und bewundernswertesten Substanzen, denen ich im Laufe meines Leben begegnet bin, weisen diese großartige Fähigkeit auf. Denken Sie nur an Aspirin oder Rum. Die Fähigkeit, eine Emulsion zu bilden, ist, für sich genommen, eine Gabe und wird uns Menschen nur äußerst selten in die Wiege gelegt. Dankbarkeit ist also angezeigt. Und ich sehe nichts Verdammenswertes an der Tatsache, über eine Komplettdurchweichung bei sechs Grad Celsius unglücklich zu sein und meinem Unmut darüber, auch wegen des diesem Zustand immanente Infektrisikos, ungeschmälert Raum zu geben. Zucker ist süß. Und meine Söhne auch. Also.

Über das Heulen, im Sinne von lautem Wehklagen und nicht als völlig natürliches Verhalten einer Luftschutzsirene, habe ich mich schon verbreitet. Über Mädchen nur zaghaft, weil ich keine intimen Kenntnisse besitze. Bis heute. Ich bin zwar mit einem verheiratet, maße mir aber nicht an, zu behaupten, sie tatsächlich durchdrungen, also verstanden zu haben. Ich lebe mit ihr und das ist schon kompliziert genug.

31. bis 35. Dem Kinde seinen Lauf zu lassen ist schon schwieriger, gerade wenn man, wie wir, gegen

Schusswaffen im Kinderzimmer ist. Ist damit allerdings die kindliche Bewegungsfreiheit, physisch wie mental, gemeint, findet das unsere ungeteilte Zustimmung. Die Zeiten, wo man Kleinkinder mit fedrigem Geschirr an Stuhlbeine kettete, sind gottlob vorbei. Auch ein Ställchen kommt uns solange nicht ins Haus, bis der Kleine nach seinem ersten Kaninchen verlangt.

Immer für ihn da zu sein ist weniger schwierig als ich dachte. Man kommt ja sowieso zu nichts anderem. Ständig wird mir von erfahrenen Altmüttern die Maxime in das brechende Ohr geträufelt, daß man als Eltern vor allem loslassen können müsse. Das will mir nicht einleuchten. Gerade bei einem so kleinen und zerbrechlichen Wesen ist es vor allen anderen Dingen besonders wichtig, gut zuzupacken. Es eben nicht loslassen! Gerade vor ihrem ersten Bad sind die lieben Kleinen recht schwer zu fassen, Käseschmiere und Fruchtwassermarinade machen sie so gut greifbar wie ein auf dem Frühstücksbrettchen liegendes Klümpchen Apfelgelee. Ein Sturz aus nur etwa dreißig Zentimetern Höhe hat schon so manchen künftigen Nobelpreisanwärter in eine mittlere Inspektorenlaufbahn bei der Steuerbehörde gezwungen. Wollen Sie ihrem Kind solches und ähnliches Unglück ersparen, hören Sie nicht auf die Einflüsterungen von in pädagogischer Esoterik dilettierenden Berufsglucken, sondern schauen Sie ihr Kind an und gewöhnen

Sie sich beizeiten daran, es mitunter zu fragen, wie es ihm geht. In den meisten Fällen wird es ehrlich antworten. Und danach richten Sie sich dann. Oder eben auch mal nicht. Nur lassen Sie sich niemals an jenes Kreuz schlagen, dessen Längspfosten die professionelle Pädagogik und dessen Querbalken das Prinzip bildet.
Prinzipiell keine Prinzipien!

Soviel also zu Vorsätzen. Sie sind nicht immer gut, wie uns das Strafrecht lehrt, welches Taten mit Vorsatz mit deutlich höheren Strafen bedroht als solche ohne. Das sollte zu denken geben.
Laßt also ab davon. Und bietet dem, was Euch nun begegnet, die Stirn, jeden Tag aufs Neue. Man kann sich erst einen Reim auf etwas machen, wenn man die erste Zeile kennt.
So einfach ist das. Und so schwer.

8 — Es ist da, und nun: Wohindemith?

»Wenn er erst da ist, braucht er selbstverständlich ein eigenes Zimmer, ich dachte da ...«
»Witze kann man sich doch auch im Garten ausdenken, gell, Schatz?«

Die Einstellung meiner Frau zu Kabarett und Kleinkunst

Man sagt mir ja prinzipiell nur die Hälfte.
Aus welchem Grund ist mir schleierhaft, vielleicht um mich vor der allzu scharfgratigen Wirklichkeit oder der eigenen bisweilen erstaunlichen Verkennung derselben zu schützen. Das ist zwar oftmals lästig, birgt aber immer wieder auch Gelegenheit zu Überraschungen mannigfaltigster Natur und irrlichternster Verstörungskraft.
Als ich heiratete, sagte man mir zum Beispiel nicht, daß ich nicht nur eine Frau, sondern offenbar auch deren Eltern geheiratet hatte, im Handstreich sozusagen. Jetzt also habe ich ständig zwei fremde Erwachsene in der Wohnung, die mich duzen. Daran kann man sich gewöhnen, nicht aber an die Tatsache, immer nur die Hälfte gesagt zu bekommen.
Nun war er also da, mein Sohn, offenbar vollständig und bei bester Gesundheit. Er wirkte noch etwas klein, reichte mir knapp bis zum Schienbein, und auch seine allgemeine Interessenlage sowie seine Pläne für die Zukunft zeichneten sich noch eher undeutlich ab,

aber das gebe sich im Laufe der nächsten Jahre, teilte mir die Hebamme mit einem nachsichtigen Lächeln auf meine diesbezügliche Frage hin mit.
»Jahre«? Diesem kleinen Wort sowie dem glücklichen Gesicht meiner Gattin und der Tatsache, daß mein Arbeitszimmer in den letzten Wochen, was das Mobiliar und die farbliche Gestaltung anbelangt, einige herbe Veränderungen mitgemacht hat – das neue Bett etwa war viel zu klein für mich – entnahm ich, daß das Kind offenbar für längere Zeit hier siedeln wollte. Nachdem ich mich also angemessen gefreut und, noch etwas schüchtern, versucht hatte, mich mit ihm auf der Basis gegenseitigen Respektes, die Lebensleistung des jeweiligen Gegenübers betreffend, anzufreunden, machte ich mich unverzüglich ans Werk, die zukünftige halbtägige Unterbringung des Kindes in einer etablierten Bildungseinrichtung sicherzustellen. Immerhin wollte ich, daß sich meine Frau weiterhin entfaltete. Sie war auch schon leidlich über dreißig. Weil ich an diesem Nachmittag noch einige Termine hatte, rief ich nacheinander zuerst die führenden Universitäten des Landes an, um deren Ausbildungsbereitschaft, meinen Sohn betreffend, zu erkunden.
Schrieb ich »Bereitschaft«?
Ha! Welch fatale Verkennung der Sachlage!
Oh, wie beklagenswert ist doch hierzulande vor allem der charakterliche Zustand der geistigen Eliten, wie hermetisch verwahren sie sich gegen den intellek-

tuellen Impetus ausbildungshungriger Adoleszenten!
Hinter welch absurden Barrikaden verschanzt sich die Akademikerei in ihren beinernen Türmen!
Wehe dem, der eine der in seltener Perfidie ersonnenen Zugangskriterien nicht oder noch nicht erfüllt und's dennoch wagt, dort vorzusprechen, getrieben von simplem Bildungshunger, durchzittert gar, lernwillig, ach, begierig, vom süßen Saft des Wissens und seltener Fertigkeiten zu kosten! Hohn und Häme aber ergießen sich, Teer und Federn gleich, über den Vorsprecher oder seinen Eidam!
Eingebildetes Pack!
Was Wunder, daß Europen an zigster Stelle in der Liste dümpelt, die den geistigen Zustand dieser Welt so bunt und eindrucksreich bebildert!
Welch hohe Nase!
Welch rotgeränderter, von der eigenen angenommenen Wichtigkeit schier besoffener Blick!
Wie übel riecht der Atem der Gelehrsamkeit!
Sei's drum, hier nützte kein Insistieren, hier war meines Harrens nit.
Ich legte auf.
Wie stand's denn hiererorts mit höheren Schulen?
Meiner Recherche nach waren alle tradierten Stätten, simplen architektonischen Gesetzen gehorchend, ebenerdig angelegt und zeigten ebenfalls kein, auch nicht mit den ausgeklügeltsten Meßverfahren nachweisbares Interesse.
Blieben Kindergärten.

Ich zog Erkundigungen ein und brachte in Erfahrung, daß man zum rechtmäßigen Kindergartenbesuch entweder drei oder achtzehn Jahre alt sein mußte, je nachdem auf welcher Seite des Tresens man Verwendung zu finden wünschte. Keine dieser Voraussetzungen erfüllte der Kleine zu diesem Zeitpunkt. Zerknirschung machte sich breit, und ich sagte zwei Termine ab. An diesem Nachmittag war wohl nichts mehr zu machen.

An einem der nächsten Tage teilte man mir mit, daß es in unserer Gegend eine Einrichtung mit der merkwürdigen Bezeichnung »Krabbelgruppe« gebe.

Krabbelgruppe.

Ich hatte sofort eine unsympathische Assoziation in Richtung auf Insekten im Kragenbereich, was mich veranlaßte, diesen Plan bis auf weiteres nicht zu verfolgen. Das Kind lebte sich ein, und wir lebten uns aus, soweit das möglich war, und viel war nicht möglich. Aber er mochte uns offensichtlich, und auch ich erlag seinem Charme bald nach seiner Mutter. Ungefähr dreißig Sekunden nach seiner Mutter. Und zwar so nachhaltig, daß eine aushäusige Unterbringung nicht mehr so dringlich erschien. Das Absagen von Terminen machte richtig Spaß, wurde gar zur schieren Notwendigkeit, dieweil sich unser Tagesrhythmus grundsätzlich veränderte und sich zur Gänze von der herkömmlichen, etwa durch das Tageslicht motivierten Struktur abkehrte. Mein Sohn wurde von vierstündigen Schlafintervallen befehligt, die dazwischen liegenden kurzen Wachpausen nutzte er zur Nahrungsaufnahme und -umwandlung in eine süß duftende Paste, und er kräftigte die Stimmbänder durch Benutzung. Sein Inventar sprachlicher Ausdrucksformen war übersichtlich. Lautlich stellte er allerdings ein Phänomen dar, was Schalldruck, Ausdauer und Frequenz angeht. Mühelos erreichte er Lautstärke und Modulation einer handelsüblichen Kreissäge in Profiqualität, gerade auch im oberen Höhenbereich, also auf dem Weichbild vom Hören zum Fühlen. Wobei »Weichbild« eigentlich durch »Zerrbild« ersetzt werden müßte, wollte man den Einfluß dieses Geräusches auf mein Nervenkostüm auch nur annähernd wiedergeben.

Das Hebammenzentrum, welches uns in die Geheimnisse des Gebärens ein- und auch wieder herausführte, bot im Zuge der postnatalen Betreuung allerlei Dienstleistungen an, die wir, unerfahren, wie wir waren, auch weidlich in Anspruch nahmen.
Als besonders erschütternd und nachhaltig enervierend ist mir mein erster Besuch in der Jungvätergruppe, einem milchfreien Pendant zur Stillgruppe, in Erinnerung geblieben. Dem aufmerksamen Leser wird es nicht entgangen sein, daß der Besitz oder Betrieb von Kindern in jedem Fall den völligen Verlust der persönlichen Individualität zur Folge hat und sich das Leben ab jetzt ständig und ausschließlich in der Gruppe abspielt. Nun bin ich beileibe kein

Misanthrop, allerdings hasse ich Menschen, und die Vorstellung, in Hinkunft selbst meine privatesten Momente in ganzen Ansammlungen derselben, die nicht einmal buntgewürfelt, sondern alle aus demselben Grunde beieinander und aufeinander hocken, zubringen zu müssen, ist nicht ohne Schrecken. Zu Recht, wie sich noch herausstellen sollte.

Eines Dienstags also – die Gruppe Gleichgesinnter, egal welcher Zielrichtung auch immer, trifft sich in Deutschland aus völlig kosmischen Gründen vornehmlich Dienstags – nahm ich meinen Sohn auf den Arm und begab mich in das Hebammenzentrum.

Dies stellt in besonderen Fällen auch eine Versammlungshalle für Frischväter dar, auf daß sie dort ihren noch recht übersichtlichen Erfahrungsschatz hinsichtlich Brutpflege zu allseitigem Nutzen und Frommen vergleichen und aufstocken möchten. Solidarität sollte das Zauberwort sein und selbstverständlich »Emil« die Parole.

Voll gespannter Erwartung und mit einem stolzen und liebevollen Blick auf mein Prinzchen begab ich mich ins Haus, die Genossen und ihre Früchte zu schauen und mit ihnen die Ode an die Freude zu singen. Vielleicht konnten wir hier was lernen.

Glück macht in gleichem Maße einfältig, wie Liebe blind.

9 — Die Stolzgruppe

Der Mann macht der Mutter das Kind.
Das Kind macht den Mann zum Vater.
Was aber macht der Vater dann?

Koreanische Rätselfrage

Außer mir und meinem Sohn Jakob waren noch drei andere Väter nebst den Früchten ihrer Lenden anwesend: die kleine Jaqueline-Nadine mit Papa Herrmann, der kleine Phillipe-Reclam mit Papa Norbert und die kleine Wendy-Mandy nebst Papa Anselm. Alle waren vor uns gekommen und saßen bereits in dem als Teeküche unzureichend getarnten, mit Korbmöbeln aus der Produktion fleißiger phillipinischer Kinderhände vollgestellten und mit Rauchschwaden billigsten holländischen Bahndammfeinschnitts gesättigten Raum, als wir eintraten.
Mit der als Gruß mißverstandenen Bemerkung, daß ja besonders frühe Gewöhnung an hochtoxische Aerosole die oberen Luftwege der lieben Kleinen gegen solche Erkrankungen wie etwa Pseudokrupp am ehesten immunisiere, machte ich mir auf Anhieb Freunde.
Alle Sitzplätze waren belegt, und die Bereitschaft der Anwesenden, für uns beide zusammenzurücken, schwand auf ein kaum wahrnehmbares Maß. Ich stellte mich an das nicht zu öffnende Fenster, um meinem Sohn wenigstens durch den Blick nach

draußen die Illusion des Vorhandenseins atembarer Luft auf seinem Heimatplaneten zu gewähren.
Alle anwesenden Kinder waren bereits sechs Monate alt oder sogar älter und hatten damit ihren Erzeugern länger die Gelegenheit gegeben, sich ein Bild über ihre jeweiligen Vorzüge zu machen, ein Vorteil, den uns gegenüber auszuspielen die versammelten Väter sofort ohne Verzug ins Werk setzten.
Ich augenscheinliches Weichei, der ich wohl nicht in der Lage war, meinen Sohn mit den Härten des Erdendaseins, etwa in Form unregelmäßig abbrennenden Oranjekrauts, zu konfrontieren, war, noch keine fünf Minuten im Kreise der Mitväter, zum Ausgestoßenen, zum Paria mutiert. Mit der immer schwerer werdenden Summe meiner schlechten Erbanlagen auf dem langsam erlahmenden Arm wurde ich nun dahingehend informiert, daß ich nicht nur ob meiner erwiesenen Charakterschwäche nicht einmal eines freundlichen Kopfnickens für wert erachtet wurde, sondern daß auch mein Sohn, der ja infolge völliger Phantasielosigkeit seiner Eltern mit nur einem Namen durchs Leben taumeln sollte, leider im Gegensatz zu den ihn umgebenden Wunderkindern vollkommen talentfrei, ja offensichtlich gurkenblöd sei.
Wut und Neid gesellten sich mir zu.
Die eine rechts, der andere links.
Wir kannten uns und grüßten einander ohne Worte.
Oberligavater Norbert etwa wußte zu berichten, daß

sein kleiner Philippe-Reclam bereits nach nur vier Wochen hingebungsvollen Stillens seitens seiner Mutter nach anders gearteter Zuspeise verlangte und bereits nach nur sechs Wochen sein erstes Butterbrot, wiewohl noch völlig zahnfrei, unter Ausrufen des Entzückens zu sich genommen habe.
Ich wertete das im Stillen nicht als Zeichen eines entwickelten Gaumens, sondern vielmehr als die ganz normale Reaktion eines Kleinkindes auf Muttermilch, die offenbar nach Buttersäure schmeckte, behielt diese Erkenntnis jedoch zunächst für mich.
Norbert erläuterte stolz seinen Brüdern im Kind, daß sein Kleiner seit nunmehr neun Wochen, neben einer täglich unbedeutender werdenden Dosis Muttermilch, sogar gelegentlich auf die Produkte eines in der Nähe ansässigen chinesischen Take-aways zurückgriffe, was seine inwendige und äußerliche Entwicklung nachhaltig positiv beeinflußt habe.
Während die anderen beiden diese für ein sechs Monate altes Kleinstkind erstaunliche Verhaltensweise mit »Hört, hört«-Rufen und einem deutlich gegen uns gemünzten »Alle Achtung«, begleitet von mitleidigen Seitenblicken auf uns, quittierten – ich hatte auf die mit fingiertem Interesse verbrämte Frage nach Jakobs Nahrungsgewohnheiten dummerweise wahrheitsgetreu geantwortet, daß er ausschließlich gestillt werde – währenddessen also betrachtete ich nachdenklich den kleinen gelben Zwerg Philippe-Reclam, der aussah, als hätte ihn eine tschuktschische

Nomadenfrau aus dem Dromedarsattel verloren. So wurde ich Zeuge, wie dieses Wunderkind seinem vor Begeisterung beinahe berstenden Vater hingebungsvoll eine Ladung angedauter Glasnudeln in Erdnußsauce unter konvulsivischen Leibkrämpfen auf die italienischen Wildlederslipper spie. Ich beschloß, den Vater selbst dahinter kommen zu lassen, auf wessen Konto die sogar in dieser verräucherten Bärenhöhle deutlich wahrnehmbare olfaktorische Beimengung zur Atmosphäre ging, und verhielt mich still.

Die Slipper waren handgenäht, sicher unverschämt teuer, und, wenn der Träger endlich der Bescherung würde ansichtig werden, infolge des bereits einsetzenden Trocknungsprozesses nur noch als Campingaschenbecher nutzbar.

Vielleicht war der Tag doch mein Freund.

Der Neid war verflogen, und eine kleine Kugel weiß glühenden Hasses rollte vor mein Füße. Ich nahm sie auf und wog sie sinnend in der Hand. Dann schluckte ich sie runter. Wärme machte sich breit, ich lächelte meinem Sohne zu, und ich hatte für einen Moment den Eindruck, als zwinkere er zurück.

›Alles wird gut‹, dachte ich zu ihm.

Ein zauberhaftes Lächeln des Verstehens adelte sein kleines, überirdisch schönes Antlitz.

Ich verlagerte den Stolz meiner späten Jahre auf die andere Beckenschaufel, versuchte, übrigens ohne Erfolg, dem streng karzinogenen Edelgasgemisch im Raume durch hektische Handwedelbewegungen das

eine oder andere Sauerstoffatom zu entreißen und es in Richtung der Nüstern meines kleinen rosigen Nurmilchtrinkers zu fächeln, und lauschte währenddessen den mit hochrotem Kopf vorgetragenen Anmerkungen Anselms, die kleine Wendy-Mandy habe sich schon vor acht Wochen selbsttätig das Krabbeln beigebracht, und das in einem Alter, in dem normale Kinder gerade mal ohne Assistenz der Eltern freihändig liegen könnten.
Ich fragte ihn darauf, fast ehrlich interessiert, ob er denn schon einmal versucht habe, das Kind ein Stöckchen apportieren zu lassen, und ob es denn seine Knochen auch schon im Garten vergrabe und immer bei Nachbars in die Rabatten scheiße. Wenn dem nämlich so sei, könne sich das, so gab ich zu bedenken, schnell zu einer ausgewachsenen Beeinträchtigung des nachbarschaftlichen Verhältnisses auswachsen.
Allerdings sei dem Vater ja in Zeiten der Maulkorbverordnung ein wirksames Instrumentarium an die Hand gegeben, solche Irritationen seitens der Nachbarschaft nicht allzu hoch kommen zu lassen.
Anselm bedachte mich mit einem Blick, der ein Zitronencremeröllchen in Kohlsuppe verwandelt hätte, hob den verwachsenen Wurm, der sich zu seinen Füßen suhlte, auf seinen eingetrockneten Schoß und legte schützend die mürben Arme um die Hundert-Meter-Hoffnung der Paralympics 2008.
Vor ihm würde ich wohl in Hinkunft Ruhe haben.
Bundesvater Norbert fragte mich dann mit jen-

er maliziös-hämischen Miene, die mit dieser Frage immer einherzugehen scheint und die mich beim ersten Wort sofort in den gleichen Aggregatzustand versetzte, den die Erdkruste innehatte, als sie die Insel Krakatau gebar, er fragte nämlich: »Und deiner, schläft er denn durch?«

Ich beschied ihn darauf mit der Antwort, daß davon keine Rede sein könne, unser Sohn im Gegenteil, sehr zur Freude seiner Eltern, jeden Tags regelmäßige Wachphasen habe und wir all die Erziehungsgenötigten sehr bedauerten, deren Kinder durchschliefen. Denn was sollte wohl aus einem Kinde werden, das vierundzwanzig Stunden am Tag narkotisiert in der Wiege faule, und wie man das denn seiner Meinung nach füttern solle oder besser noch: warum eigentlich?

Norberts Gesicht versteinerte, löste sich langsam von der Tragschicht, fiel auf den Boden und zerbarst dort in viele winzige Splitter. Er sammelte sie alle in seinen inzwischen erstarrten Glasnudel-Erdnußsauce-Schuhen und verfügte sich ins Bad, um sie wieder zusammenzuleimen.

Jakob frohlockte und rülpste mir zart ins Ohr.

Als aber auch noch Herrmann meinte, unbedingt anführen zu müssen, wie unvergleichlich kregel, ja lebhaft seine kleine Jaqueline-Nadine bereits im zartesten Alter auf alle sie bestürmenden Umweltreize reagiert hätte, ja daß sie schon im Alter von nur wenigen Wochen in der Lage gewesen sei, ihren Großvater von dem Postboten zu unterscheiden, mehrmals täglich reichlich Stuhlgang habe und von ihm, Herrmann, gezielt auf eine Karriere in der Medienbranche, etwa durch das Halten der Fernbedienung, vorbereitet werde, riß mir endgültig das Geduldsseil. Während Herrmann noch das debile Fettauge, das seine Tochter zu sein vorgab, davon zurückhielt, die Steckdose mit zwei besabberten Fingern zu erkunden, obwohl ich gerade diesem Ergebnis ihres virulenten Medieninteresses mit Erwartung entgegengeblickt hatte, teilte ich der versammelten Wunderkindervāterschar mit, daß mein Sohn zwar tatsächlich zur Zeit nur nährende Muttermilch zu sich nähme, auch bislang noch keinerlei Anstalten gemacht habe, sich selbst von seiner liebsten Lagerstatt, einem alten Flokati, zu dislozieren, er auch tatsächlich nicht durchschlafe und in seinen Wachphasen sich nur darauf konzentriere, seine beiden Füße gleichzeitig in den Mund zu stecken, daß er aber bereits während der Schwangerschaft durch Klopfzeichen im Morsealphabet aus dem Mutterinneren einem ortsansässigen Fachmann einen vielbeachteten Novellierungsvorschlag zum Einkommenssteuergesetz diktiert habe, einen Liederzyklus, zwei kleine Symphonien sowie die Oper »Der Gasmann am Scheideweg« komponiert, sich in seiner knapp bemessenen Freizeit der Bahnberechnung erdnaher Trabanten hingegeben, die Infinitesimalrechnung ins Portugiesische transponiert, allerlei Versuche zur

Halbleitertechnik durchgeführt, die Besteigung des Venushügels ohne Sauerstoff bewältigt und, kurz vor der eigenen Entbindung, seiner Mutter noch einen Mutterkuchen gebacken habe.
Diese seine pränatalen Leistungen versetzten ihn, Jakob, in die selten glückliche Lage, seine Zeit hienieden zur Gänze seinem eigenen ungestörten, durch keinerlei idiotischen Väterehrgeiz tangierten Aufwachsen zu widmen, das er hoffe, im reifen Alter von zweiundachtzig Lenzen zu beenden.
Wir beide grüßten kurz in die Runde der wie Rinder in der Tötefalle glotzenden Hochbegabtenväter und ihrer Vervielfältigungsprodukte und verließen den Raum.
Und während ich auf die Straße hinaustrat, freute ich mich ehrlich, wie hellwach und interessiert mein Sohn meinen letzten Ausführungen gefolgt war.
Ein cleveres Kerlchen.
Was Wunder, bei der Mutter.

10 — Unterbringung

»Wer einmal die Süße schnellenden Krauchens schmeckte, wird nimmermehr kriechen als der Schneck auf schleimiger Spur, und ging er auch so manchen Beins verlustig!«

Meta Menardi (1458–1502, Straßburg), bekannteste Dichterin der Arachniden in ihrer Komödie »Viel Lärm ums Netz« aus dem achtbeinigen Dramenzyklus »Die Weberknechte«

Mittlerweile hat unser Sohn das stattliche Alter von sechsunddreißig Monaten erreicht. (Bis zum Alter von einem Monat wird dasselbe in Stunden angegeben. Das erste Jahr dann in Wochen und die ersten achtzehn Lebensjahre in Monaten. Bis zur Bahre zählt man dann Jahre.) So schien es uns an der Zeit, nochmals über eine halbtägige Unterbringung nachzusinnen, insbesondere da meine Gattin vermehrt Ansprüche auf ein Privatleben anmeldete und so verstiegene Ideen wie etwa die von Kneipenbesuchen und gemeinsamen Theaterabenden gebar. Ja sie liebäugelte sogar damit, sich vorsichtig mit dem Gedanken einer beruflichen Tätigkeit, natürlich in engen Grenzen, anzufreunden. Die Krabbelgruppe warf einen achtbeinigen Schatten an unsere Wohnzimmerwand.

Nicht weit von unserem Domizil wurde eine solche Möglichkeit angeboten, durchgeführt von zwei erfahrenen Müttern, die durch Aufzucht und Hege mehrerer eigener Kinder offensichtlich nicht schlau geworden waren und sich nun freiwillig halbtägig und gegen ein überschaubares Salär mit den Würmern anderer Leute beschäftigen wollten – unter Mitwirkung der Eltern, versteht sich.

Ich ging hin, von meinem Sohn begleitet.

Was in so einer Krabbelgruppe geschieht, besingt bereits ihr Name. Es wird gekrabbelt, daß es eine Art hat. Allerdings oft anders, als man es erwarten würde. Das Bild, das sich uns bot, zeigte sechs oder sieben Erwachsene auf allen Vieren, während die dazugehörigen Säuglinge herumstanden, auf den verblüfften Gesichtern in kräftigen Farben die Frage: »Was, bitte, läuft hier für ein Film?«

Auch mir drängte sich dieselbe über die Lippen, allerdings wurde mir keine befriedigende Antwort zuteil. Seitdem also verbringe ich ein gut Teil meiner Zeit auf den Knien, was gerade für mich als leidenschaftlichen Cordhosenträger eine äußerste Zumutung darstellt, denn egal, welch teurem Tuch man den Vorzug gibt (ich beispielsweise schwöre auf Cord der englischen Weberei Brisbane Moss):

Nach vierzehn Tagen spiegeln die Knie!

Das ist unerträglich. Überhaupt kann ich nicht behaupten, daß ich in jener Zeit intellektuell auch nur einen Meter über Grund zurückgelegt hätte, die Fußleiste als Horizont, die Steckdose als Kosmos gar sind auf die Dauer doch zu beengend, will der Geist die Flügel mal entfalten.

Doch unserem Sohn gefällt's! Was sind spiegelnde Knie gegen ein aufblühendes Kinderlächeln? Nun, ich habe da eine eigene Meinung, mit der ich aber im Rahmen dieses Textes tunlichst hinter dem Berg halte. Kaum krabbelte unser Sohn einige Wochen, übrigens konfessionsfrei, ging meiner Gattin in einem dieser seltenen Momente, in dem wir, von einem Glas Wein begleitet und beflügelt, Pläne zur pädagogischen Betreuung unseres Kindes entwarfen, eine besonders scharfe Brise durchs Oberstübchen, und sie richtete wie folgt das Wort an mich: » Wie wär's denn …?«

»Wie wär was?«

»Wie wär's denn, wenn wir mal bei Waldorfs krabbeln würden, hm?«

Ich glaube heute, daß mich besonders die Verwendung des Wörtchens »wir« im Zusammenhang mit meinen schmerzenden, besonders druckempfindlichen Knien, innert Sekundenbruchteilen auf einen hohen Tropenbaum brachten.

»Bist du von Sinnen, Weib?«, donnerte es aus meinem Gesicht. »Bei Waldorfs krabbeln?

Soll ich vielleicht mit einem Mottek[1] hier die rechten Winkel aus der Wohnung schlagen?

Du weißt, offensive Sanftheit macht mich aggressiv, und ein Leben in gedeckten Herbstfarben stumpft

---

[1] hier: vermutl. poln. Urspr., schwerer Vorschlaghammer mit einem Kopfgewicht von bis zu zehn Kilogramm, in jedem gut geführten Ruhrgebietshaushalt vorrätig, meist in der Schublade mit den Kuchengabeln.

mich ab, womöglich bis zur Kugelform!«

Doch wie sicherlich alle Damen wissen, die bereits selbst im Hafen der Ehe in Sichtweite der Mole auf Grund gelaufen sind, hält jedwede Erregung des mitteleuropäischen Mannes kaukasischen Typs im Schnitt nicht länger als elf Sekunden an.

Das ist tragisch, aber auch baulich bedingt.

Diese elf Sekunden reichen in der Regel auch vollständig hin, die auf virile Erregung fußenden Prozesse, auch jene, die der Arterhaltung dienen, zur Zufriedenheit aller abzuwickeln. Nach diesen wesentlichen elf Sekunden fällt die Erregung des Mannes zusammen, ähnlich einem Soufflé, das zu früh aus dem Ofen genommen wurde. Dabei entsteht übrigens ein hübsches Geräusch; achten Sie bitte, verehrte Leserinnen, einmal darauf, beispielsweise, wenn er sich, postkoital ermattet oder erleichtert, hernach eine Zigarette ansteckt. Das Geräusch, welches entsteht, wenn die männliche Erregung das Schicksal einer mißhandelten Eierspeise erleidet, sieht in der schriftlichen Wiedergabe etwa so aus: »Phüüiiihhh.«

Genauso wie gerade geschildert fiel natürlich auch meine Erregung bezüglich der Krabbelwahnvorstellungen meiner Frau in der beschriebenen Zeitspanne in sich zusammen. (Phüüiiihhh!)

Ebenfalls zu beobachten ist, daß der deutsche Mann nach erfolgter Erregungsimplosion sehr, sehr samten wird.

Seidig fast. So auch ich, natürlich.

Das Samtene verbrämt das Erscheinungsbild und die Umgangsformen. Alles wird warm und weich. Ich schmolz. Das hört sich dann so an: »Na guth … ich geh damma.«
Die Gattin kannte dies Verhalten von mir bereits und schloß die Unterhaltung mit dem finalsten ihrer Sätze (natürlich läßt sich »final« nicht steigern, doch meine Gattin steht turmhoch über allem, selbstredend auch über der Grammatik!): »Und nimm den Müll mit!«
Nimm den Müll mit.
Das sagt sie immer.
Und immer am Schluß.
Zu jeder Gelegenheit.
»Gute Nacht ... und nimm den Müll mit.«
Also nehme ich den Müll mit. Überallhin. Auch wenn ich zum Beispiel nur zum Briefkasten gehe, trage ich immer ein Tüte Müll bei mir, am langen Arm. Auch jetzt, während ich dies schreibe, steht sie ans Stuhlbein gelehnt, neben mir.
Ein Leben ohne diese Tüte Müll an meiner Seite ist bereits schwer vorstellbar, birgt aber auch Tücken. Ich bin berufsbedingt viel auf Reisen. Der Müll muß mit. Müll aber verhält sich ganz anders als zum Beispiel Wein. Wein wird gemeinhin besser, wenn er altert. Müll wird aber allenfalls vitaler. Dies wird aber wiederum von den wenigsten, auf die ich traf, als echte Verbesserung begriffen, ja erschwert die Aufnahme neuer sozialer Kontakte etwa im Zug oder der Badeanstalt erheblich. Meine Frau sagt mir aber auch

nie, was genau ich mit dem Müll machen soll. Sie sagt nur: »Nimm ihn mit.«
Ergo nehme ich ihn mit. Ich bin der Auffassung, daß ich, so ich mich schon dem weiblichen Imperativ in meinem Leben beuge, wenigstens dezidierte Anweisungen verdient habe.

Das anthroposophische Krauchen meines Erstgeborenen war also beschlossene Sache. Nun verhält es sich bei Waldorfs wie bei allen anderen Sekten auch. Da kann man nicht einfach hingehen und dann krabbeln. Mitnichten. Da könnte ja jeder kommen! Zuvörderst hat die willige Familie einen Initiationsritus zu bewältigen. Gott sei's gepfiffen wird dabei auf Mutproben wie das Fangen eines Skorpions mit bloßer Hand (was hierzulande auch weniger eine Frage des Mutes denn der Findigkeit wäre) oder das rituelle Durchbohren wesentlicher Organe mit Schaschlikspießen verzichtet. Nein, man muß im Vorfeld Elternabende besuchen, und zwar sechs, in Ziffern: 6!
Nach dieser Erfahrung hätte ich liebend gerne auch Skorpione von der Größe eines Möbelwagens mit der Hand gefangen, und das Durchbohren von wesentlichen Organen mit Schaschlikspießen birgt eh keinen Schrecken mehr, ist es doch unter Jugendlichen weit verbreitet und gehört's doch quasi zum guten Ton, perforiert wie ein Salzstreuerdeckel durchs Leben zu trülen.
Also begab ich mich eines Abends an die Wirkungsstätte der Epigonen Rudolf Steiners, der-

en Architektur der Schwerkraft Hohn sprach und offenbar von einer Person während eines schweren kataleptischen Anfalls erdacht worden war.
Die Tür wurde auf mein Klopfen (eine Klingel widerspricht dem anthroposophischen Ansatz von Stille und Harmonie. Merke: Auch eine verschimmelte Knoblauchknolle birgt bisweilen noch eine genießbare Zehe!) von einer sechsschrötigen Dame geöffnet, die auf den Oberarmen Tätowierungen trug, wie ich sie nur von Höhlenmalereien in Südfrankreich kannte. Ihr Blick fiel mit jener knirschenden Verachtung, wie sie Orthodoxe immer gegenüber Agnostikern empfinden, auf mich, und ich dachte bei mir: ›Dann läßt du den Müll wohl besser draußen.‹
Ich tat so, lehnte die Tüte an die Wand, sagte ihr, daß ich gleich wiederkäme und trat, nachdem die Hohepriesterin den Eingang widerwillig durch einen polternden Sidestep freigeräumt hatte, ins Innere. Duftbäumchenaufhänger könnten hier siedeln, ein Duft von Weihrauch, Myrren und angesengten Kopfkissen hing betäubend schwerschwadig in der Luft. Beklemmung hockte sich mir aufs Brustbein, hinter dem mein Herz nun eilig wummerte.
Das konnte ja heiter werden.
Wurde es aber nicht.

11 — Zupfen

»Wenn Schafe ahnen könnten, was für ein Käse aus ihrer Wolle gemacht wird …«

Tierliebender und deshalb resignierter waldörflicher Vater

»Schön, daß Sie alle so zahlreich erschienen sind.« Mit diesen warmen Worten der Begrüßung begann mein erster Elternabend, ungeachtet der Tatsache, daß ich allein gekommen war.

Meine Frau ist der Ansicht, daß ich durch meine eher zurückhaltende und maximal mittlernd zu nennende Teilnahme an der Geburt unseres Sohnes das Recht erworben habe, alle administrativen Veranstaltungen, für die mein Sohn den Auslöser darstellt, ausnahmslos in Eigenregie zu besuchen.

Wer heute dem Drang nach Vervielfältigung, vielleicht einer Laune erlegen, Folge leistet, sollte sich darüber im Klaren sein, daß er, sobald er dem Weibe beigewohnt, die Pflicht hat, in sämtlichen Kindergärten, -horten (hier ist nicht das Kaufhaus gemeint!) und Tagesstätten, welche sich in einem Radius von fünfundsiebzig Km um das Haus der Fruchtbarkeit befinden, persönlich vorstellig zu werden und vor der diensttuenden Schwester Feldwebel zu bekennen: »Ja, ich wurde schwach und wohnte meinem Weibe bei, und sie erkannte mich nicht minder, und so senkte ich mein Fleisch in das ihre, und es lag ein Segen auf unserem Thun, und jetzt haben wir den Salat …!«

Dann müssen Sie unterwürfigst bereuen und Besserung geloben, mehrere hochpreisige Sachspenden sowie die Möglichkeit der testamentarischen Berücksichtigung des Kindergartens und aller Mitarbeiter in Aussicht stellen, die umgehende Renovierung der Bausubstanz in die Wege leiten, einige Grundstückszukäufe erledigen, um dessen Areal zu vergrößern, persönlich stante pede kleinere Zaunreparaturen vornehmen, öffentlich geloben, ein Sommerfest zu organisieren und durchzuführen und die Preise für die amerikanische Versteigerung und die Tombola bereitzustellen.
Und erst wenn Sie auch noch die Möglichkeit einer Blut- und Samenspende zum Nutzen des Hauses in Aussicht gestellt haben, wird eventuell der Hauch eines Lächelns das Antlitz des Cerberus Horti vor Ihnen entstellen. Sie bekommen unwirsch mehrere Aktenordner Aufnahmeformulare unter die mit Angstschweiß verklebten Achseln gestopft und werden in einem Ton, der zuletzt im Mittelmeerraum dazu benutzt wurde, Sträflinge in großen Booten zu größerem Engagement beim Rudern zu bewegen, aufgefordert, diese Formularbibliothek – versehen mit allen konfessionellen Nachweisen, die für Geld zu bekommen sind, Ihrem genetischen Fingerabdruck und dem der Frucht Ihrer Testikel, einem Ohrabdruck des Kleinen, dem Ergebnis einer Ausschabung Ihrer Gattin sowie einem durchaus nennenswert zu nennenden Betrag in bar, festverzinslichen Wertpapieren, Pfand-

briefen oder Kommunalobligationen – bis Mitternacht wieder herbeizuschaffen, andernfalls sämtliche Ansprüche auf Anhörung zu Ihrem Casus erlöschen und Ihr Kind ohne Platz in einem Kindergarten bereits im Begriffe steht, noch kein Jahr in diesem Jammertal, durch die Maschen des sozialen Netzes, das immer mehr zum Schleppnetz mutiert, zu fallen und auf dem weit darunter liegenden Boden der Realität zu zerschellen.

Unter der Last der Aktenordner fast zerbrechend, wanken Sie nach Hause, um dort zuallererst der Gattin geharnischte Vorwürfe hinsichtlich ihrer Verhütungspraxis zu machen, hernach diskutieren Sie die derzeit gängigen Preise auf dem Markt für Einjährige und die Verlegung des Wohnsitzes ins benachbarte Ausland.

Als alles nichts fruchtet und die Frau, die an all dem nicht ganz unschuldig ist, durchblicken läßt, daß sie in der Lage ist, sich ein Weiterleben nach Ihnen vorzustellen, machen Sie sich zerknirscht daran, die Forderungen jener mit »Tante Gabi« unverantwortlich euphemistisch beschriebenen Megäre zu erfüllen.

Um Mitternacht finden Sie sich an der mit Hundswein bewachsenen Pforte ein und übergeben den inzwischen ledergebundenen Band mit den Formularen sowie die verschiedenen Objektträger, Erlenmeyerkolben und Reagenzgläser mit den Gewebeproben einem verwachsenen Faktotum, das sich

Ihnen kurz und schnarrend als Igor-der-Hausmeister zu erkennen gegeben hat.
Dann fällt die Tür schwer ins Schloß.
Wenige Tage später erreichte uns der schriftliche Befehl, an dem ersten von sechs Elternabenden teilzunehmen. Offensichtlich waren wir finanziell und molekularbiologisch überzeugend gewesen, der Aufnahme unseres Sohnes jedenfalls stand nichts mehr im Wege, und nun sollten also die Haushaltungsvorstände die Einrichtung kennenlernen.

»Schön, daß Sie alle so zahlreich erschienen sind«, floh es also aus dem Mundloch des Wesens, das zur Begrüßung abkommandiert war.
Natürlich waren wir vollzählig; wenn einem bei Nichterscheinen mit schwersten Körperstrafen oder gar Essensentzug gedroht wird, nicht zu reden von dem, was den lieben Kleinen blühen könnte, komme ich auch schon mal zu unangenehmen Terminen.
Wir betraten einen Raum, welcher in gedeckten Herbstfarben und Erdtönen gehalten war, ungesund winziges Mobiliar enthielt und an den Wänden Bilder ungelenker Machart aufwies, die offensichtlich ohne jedes Talent und das Wissen um Farbe, Form und Perspektive angefertigt worden waren und aus mir völlig unverständlichen Gründen hier ausgestellt waren.
Ob sie unser Mitleid erregen sollten?
Wir mußten auf den offensichtlich nicht zum Sitzen hergestellten Stühlen Platz nehmen, was ich unter

Hinweis auf einen eben erst erlittenen Bandscheibenprolaps verweigerte. Doch als sich ein Runzeln, einer regenschweren Gewitterwolke gleich, über die niedrige Stirn der Cro-Magnon-Frau schob, die uns eingelassen hatte, wurde ich kaltschweißig und zwängte meine Glieder in ein Sesselchen, das wohl zum letzten Mal während der Peinlichen Befragung einer der Hexerei angeklagten niedersächsischen Melkerin im Frühherbst des Jahres 1452 Verwendung gefunden hatte.

Zugleich registrierte ich, wie die vordem erwähnte Bandscheibe ganz aus meiner Wirbelsäule heraussprang, mit einem leicht scheppernden Geräusch zu Boden fiel, dort einer Münze gleich etwas herumeierte und endlich unter einem Bonsaikleiderschrank, unerreichbar für jeden über ein Meter zehn Leibeshöhe, zu liegen kam.

Das Weib aus der Frühgeschichte der Menschheit, welches uns eingelassen hatte, verließ zur allgemeinen Erleichterung den Raum, und alsbald war die Ahnung einer Unterhaltung zu vernehmen.

Erneut öffnete sich die Tür und jene Dame, welche die Leitung unserer Gruppe übernehmen sollte, trat ein.

Sie war offensichtlich Kindergärtnerin.

Nicht daß sie Baumschere, Vertikutierer oder einen Spaten dabei gehabt hätte, nein, ihr war einfach das schiere Unbehagen, welches sie im Kreise Erwachsener empfand, deutlich anzumerken.

Nachdem sie sich mit der Gelenkigkeit der Trainierten und skelettmäßig Vollständigen in einen Zwergensitz gefaltet hatte und uns im Namen ihrer Mitarbeiter, des durch Drogenmißbrauch völlig verstörten Architekten der Örtlichkeit, des ätherischen Gründers der Bewegung und im Namen des Einen begrüßt hatte, frug sie in die Runde, welche Erwartungen denn die Einzelnen hinsichtlich der Teilnahme ihrer Sprossen am innerkindergartenlichen Erziehungsprozeß hegten. Da war Wesentliches zu Hören. Eine Mutter hoffte, die sensorische und mentale Entwicklung ihres Sohnes durch den Kontakt mit glücklichem Holzspielzeug ohne toxischen Farblack, welches in Kleinbetrieben von Mitarbeitern mit Radlerhelmen mundgesägt wurde, positiv beeinflussen zu können! Auch begegne sie rechten wie linken Winkeln gleichermaßen mißtrauisch und begrüße darob das Fehlen derselben innerhalb dieser Einrichtung auf das Wärmste. Hallo. Ich dachte bei mir, mit der Einstellung wäre sie in einem Walldorf wohl besser aufgehoben, das ist nämlich rund, aber gerade, als ich ketzernd den Mund öffnen wollte, machte die Dame mit dem, soweit es Kinder betraf, grünen Daumen den Vorschlag, etwas zu basteln. Man habe ein wenig Ablenkung schon nötig, und außerdem sei das eine herrliche Übung für daheim, wo man das ja auch mit den Kindern dann ganz wunderbar praktizieren könne.

Ich habe nichts gegen das Basteln, sofern es nur in der Weihnachtszeit stattfindet und solange es das

ohne mich tut. Beides jedoch war dem Basteln offensichtlich völlig egal, denn es kam direkt auf mich zu und nahm neben mir Platz. Es gab kein Entkommen. Die Dame erhob sich und kehrte mit einem Körbchen an den Tisch zurück. Dann hub sie an, wie folgt zu sprechen: «Hier nun habe ich ein Körbchen Märchenwolle, und nun wollen wir alle etwas zupfen!«
Das verstörte mich erheblich.
Nicht nur, daß in meinem Bekanntenkreis gerade von Männlichen mit Gliedern der Begriff »Zupfen« nicht selten zur Beschreibung des Vorganges herangezogen wird, der die Ventilation sexuell motivierter Überdruckgefühle in Eigenarbeit zum Inhalt hat … und das in der Gruppe? Ich konnte und wollte mir das nicht vorstellen, und was Märchenwolle ist und was die dabei für Aufgaben übernehmen sollte, wollte ich erst recht nicht wissen.
Doch meine anfänglichen Befürchtungen verflüchtigten sich wenigstens zum Teil, als man mir mitteilte, ich habe aus einem Knäuel grimmscher Wolle einen Vogel zu zupfen.
»Ja, geht denn das?«, wollte ich wissen, und als die Kindergärtnerin mir darauf stolz die Früchte früherer Bemühungen um dasselbe Thema zeigte, wußte ich, daß es nicht geht. Aber ich ließ mir nichts anmerken und zerriß die mir zugeteilte Portion Andersen-Wolle in mikroskopisch kleine Teile und schob diese in die Mitte des Tisches mit der Mitteilung, daß es sich hierbei um einen Schwarm von sogenannten

Bechstein-Kolibris handele, eine der kleinsten und nur in den Hochtälern der Anden anzutreffende Unterart des gemeinen GmbH & Kolibri. Dann griff ich, nicht ohne die Verwunderung in den Augen der professionellen wie der amateurhaften Kinderbetreuer registriert zu haben, erneut in den Korb, packte einen großen Klumpen hauffscher Wolle und teilte der erregt zupfenden Runde mit, daß ich jetzt einen Verrechnungsscheck zupfen wolle, anschließend ein UN-Gebäude, einen Weberaufstand und ein Sonderangebot. Danach würde ich eine Schutzimpfung, einen Wanderführer und eine Bohnensuppe zupfen und, wenn dann noch Zeit bliebe, vielleicht einen Rhetorikkurs, obwohl man dafür recht viel Wolle brauche. Dann bin ich gegangen, nicht ohne ein »Gut Zupf!« in die Runde zu werfen.

Zu Hause fragte mich meine Frau durch die Wohnzimmertür: »Und … was habt ihr gemacht?«

»Vögel gezupft!«, gab ich zurück.

»Tierquäler!«, rief sie, und ich sagte ihr, daß ich so viel geschafft, also gezupft hätte, daß unser Sohn nicht auch noch hin müsse.

Sie hat das verstanden und ist dann schlafen gegangen, und ich habe noch ein wenig nach ihrem Strickbeutel gesucht, weil mir dann doch noch die Idee gekommen ist, wie man vielleicht eine Amsel ganz passabel hingezupft bekommt. Oder vielleicht ein Zupfhuhn, die Gattin eines Zapfhahns.

Doch davon ein anderes Mal mehr. Gut Zupf, also!

12 — Erstes Zwischenspiel

Es folgten noch fünf Abende gleichen Zuschnitts, an denen ich lernte, merkwürdiges Liedgut diatonischen Charakters zu singen, dessen Text die Zweisilbigkeit eigentlich nie wirklich verlassen hatte, Materialien, die selbst Angehörigen der Kriegsgeneration nur noch dem Hörensagen nach bekannt sind, zu verbasteln oder zu essen, den Wert hochgiftigen und knallfarbigen Acryllackes zu schätzen und das religiös-seichte Duzen im Verein mit schafblickendem Einfühlungsreichtum zu verachten.

Kinder stellen, nach ihrer Wirkung auf Physis und Psyche ihrer nächsten Vorfahren beurteilt, eine echte Prüfung dar und sind prinzipiell sicher schrecklich. Scheußlicher aber sind die Eltern. Ich maße mir an, das zu beurteilen, weil ich mannigfaltig Gelegenheit erhielt, diese Spezies bei den oben genannten Anlässen ausführlich kennenzulernen. Die Väter erwähnte ich bereits an anderer Stelle (flechtiger Bartwuchs, runde Brille, Sackhose und grob bestrickt). Sie sind sämtlich rundheraus abzulehnen und schaden dem Männerbild in der Öffentlichkeit wie auch privat. Noch schlimmer jedoch sind die Mütter.

Oft stabilen Formats, hüllen sie sich in Batikroben, Saris – die an Inderinnen übrigens ganz zauberhaft aussehen, aber eben nur an Inderinnen, für die sie damals erfunden wurden – und natürlich Latzhosen, die Opa Walton schon nicht kleideten. Sie sind im Prinzip in höherer Frequenz schwanger, als die Natur es der menschlichen Rasse zubilligt, und betrachten die Aufzucht von Nachwuchs als die Spitze dessen, was eine Frau in heutiger Zeit erreichen könne. Das ist um so dramatischer, als daß sie mit dieser Auffassung etlichen speziellen Männchen, ohne dies zu wollen, das Wort reden und die Tat tun.

Der letzte Elternabend näherte sich mit Riesenschritten, und wie immer, wenn wir auf etwas warten, was uns Angst einflößt, schien die Zeit das Gleichmaß ihres Verrinnens aufgegeben zu haben und, je näher der beängstigende Termin rückte, an Verlaufsgeschwindigkeit zuzulegen. Die Woche verflog geradezu, und der Samstagabend war da, kaum daß ich den Montag überwunden zu haben glaubte. Da es die letzte der angesprochenen sechs Elternversammlungen war, hatte ich Sorge, irgendeines der entmenschten Mütterteile könnte in seiner Verblendung etwas »Besonderes« zum »Gelingen« des Abends beitragen wollen.

Dummerweise sollte ich recht behalten, ich, der ich sonst nicht mit der Gabe der Prophetie ausgezeichnet bin. Das ganze Ausmaß dessen, was da auf mich zurollte, zu ermessen, war mir allerdings nicht gegeben. Hätte ich es geahnt, wäre ich vorher in Belgien um Asyl nachgekommen. Im Nachhinein stelle ich mir die auslösende Szene ungefähr so vor:

Eine jener hauptamtlichen steinerschen Spezialmütter sitzt pluderbehost in ihrer glücklichen Echtholzküche mit grinsenden Hängeschränken und einem lächelnden Herd und überlegt, daß es knistert. Im Hintergrund wird die Szenerie nur durch das leise, fast zarte, ja mantovanihafte Brummen des Kühlschranks untermalt.
Jenes wundersame Geräusch ist übrigens auch so eine Sache, die mich nicht zur Ruhe kommen läßt, bis ich ihr zur Gänze auf den Grund gegangen bin. Und ich habe, nach ausführlichen und gewissenhaften Forschungen, dieses Rätsel tatsächlich lösen können. Die Menschheit wäre, so glaube ich, auch ohne dessen Lösung ausgekommen, mich hat dieses Problem jedoch nächtelang nicht schlafen lassen, und seine Bewältigung hat mir eine Befriedigung nie gekannter Süße vermittelt und mein Verhalten jenem so simpel erscheinenden Gerät gegenüber deutlich zu einem respektvolleren gewandelt, birgt er in seinem Inneren doch ein zauberhaftes kleines Geheimnis.
Der Kühlschrank brummt, weil die rechtsdrehenden Joghurtkulturen die Obststückchen in den kleinen Plastikbecherchen der Früchtejoghurts rechtsherum im Kreis schubsen!
Das läßt sich sogar beobachten, wie ich nach einigen durchwachten Nächten in dicker Jacke in meinem Kühlschrank herausfand. Wenn man ganz sachte – ganz sachte! – das Aluminiumdeckelchen eines Joghurtbechers anlupft, möglichst, ohne es ganz ab-

zuheben, und dann in der funzeligen Innenbeleuchtung des Kühlschrankes Zeuge wird, wie vielleicht so ein Pfirsichschnitzchen die Oberfläche des Joghurts, einer Delphinfinne gleich, in stetem Rühren rechtswendig zirkelnd kerbt … dann bekommt man einen Eindruck von der Komplexität und der einzigartigen Schönheit der Schöpfung und allem, was in ihr west. Wenden wir uns aber wieder jener Mutter zu, wenngleich auch der Gedanke an die Schönheit der Welt und aller Geschöpfe in ihr sich nicht zu halten vermag und auseinander stiebt, als hätte man in Mehl geblasen. Während sie also dort in ihrer Küche sitzt und ihr Blick, der verschleierte, über allerlei Mahl- und Häckselwerke stolpernd, die Maltersäcke zu fixieren sucht, deren Ingredienzien noch vor Monaten klaglos erfolgreich Dienst im Brandschutz versahen, inzwischen aber von irgendeinem komplett Verdunkelten zum Getreide geadelt wurden, währenddessen also macht sich in ihrem Kopf ein fürchterlicher Gedanke auf Strümpfen auf den weiten, spärlich beleuchteten Weg durch die Schädelhöhle.

Und mit dem Ergebnis dieses Gedankens sollte ich am letzten Abend kollidieren, und der Lärm dieser Kollision ist bis heute nicht abgeklungen.

13 — Eßbeton

»Selbst wer Steine ißt, erhöht so nicht das Gewicht seiner Persönlichkeit«

Rabindranath Tandoori, Neigungsgastrosoph und Lieblingsfakir der Maharani von Eschnapur

Ich hatte auf dem nun sattsam bekannten sechsten und – gottlob! – letzten Elternabend gerade Platz genommen und mich zum ersten Male zaghaft noch in die etwas mühsam stolpernde Unterhaltung eingefunden, als ich bemerkte, wie ein unscheinbarer Teller mit einer Art Gebäck, wie mir schien, die Runde machte, und bekam irgendwie auch mit, daß sich keiner der anderen Kombattanten ehrlich begeistert zum Konsum hinreißen ließ.

Aber ich wandte meine Aufmerksamkeit wieder der Unterhaltung zu, die sich für meinen Geschmack schon zu lange um Kinderkacke und deren art- und umweltgerechte Entsorgung drehte, und wollte gerade einwerfen, daß wir, seit wir Jakobs Scheiße, so heißt unser Sohn, also natürlich Jakob und nicht Scheiße, seit wir also Jakobs Scheiße an die Tomaten werfen, die Erträge unserer zwei Stauden mit der Hilfe dreier Personen aus dem Garten rollen müßten, und zwar einzeln, als mir meine Nachbarin zur Linken, eine erfrischend unansehnliche Frau, durch das Gebären dreier mißratener Kinder offenbar körperlich wie geistig ausgezehrt, und die mir, wie ich heute annehmen muß, ernsthaft übel wollte, den kreisenden Teller frech auffordernd unter die dummerweise stark verschnupfte Nase hielt.

Ich wollte danken, der Satz jedoch verstarb auf meiner Zunge, als ich des Gebäckes ansichtig wurde. Jetzt bemerkte ich auch, daß alle anderen noch kauten, obwohl einige bereits vor etlichen Minuten ihren Keks vom Teller genommen hatten.

Natürlich waren es Dinkelplätzchen.

Jeder weiß, daß Dinkel bereits 1995 von der Europäischen Kommission auf die Liste der ungenießbaren Substanzen gesetzt wurde, zu denen auch alle Arten von Dämmstoffen wie Glas- und Steinwolle gehören, und daß Dinkel seither nur noch zu Briefbeschwerern, Fertighausbauteilen und Monatsbinden für die starken Tage der Periode verarbeitet werden darf. Darüber hinaus ist es deklarationspflichtig.

Ebenfalls bekannt ist, daß, wer Dinkel ißt, mit gelähmter Peristaltik und Stoffwechselendprodukten zu rechnen hat, die nicht nur von ferne an Portlandzement erinnern. Natürlich liegen momentan ballaststoffreiche Lebensmittel – wobei der Begriff »Lebensmittel« hier von Rechts wegen nichts zu suchen hat – voll im Trend! Deswegen bezeichne ich auch die aus solcher Kost und aus der damit verbundenen Anstrengung bei der allmorgendlichen feststofflichen Verklappung resultierenden schmerzhaften Risse der Schleimhaut im Enddarmbereich gerne als Trendfissuren.

Wer kennt sie nicht, jene Läden, die sich gleisnerisch Reformhäuser nennen, in denen die Freunde diamantharten Stuhlganges voll auf ihre Kosten kommen, etwa durch Brot, welches bewußt auf die lästigen Teigreste zwischen den Körnern verzichtet; da wird der Kaffee noch krachend im Mund gemahlen und mit heißem Wasser runtergespült.
Das Gemüseangebot beleidigt das Auge, ist aber glücklich, und die Schweine, deren Teile man in der mit Eiswürfeln aus glücklichem Quellwasser auf klirrende dreizehn Grad Celsius heruntergekühlten Echtholzvitrine sehen kann, sind entweder Unfallopfer mit Organspenderausweis oder haben Selbstmord verübt. Ich hatte solche Orte immer gemieden und die Leute, die alledem etwas abgewannen, aus dem Kreise derer, die in meiner Biographie namentlich Erwähnung finden sollten, gestrichen, aber hier war ich offensichtlich in ein Hornissennest von Saatgutverzehrern und Dämmstoffessern getreten.
Ein Dinkelplätzchen war noch übrig und kannte wohl auch schon meinen Namen.
Alle Augen waren auf mich gerichtet, ich wußte, ein Zögern, und mein Sohn würde in diesem Kindergarten einen schweren Stand haben, wie man unter Marktleuten zu sagen pflegt.
Was blieb mir übrig?
Welchen Stellenwert hat die eigene erfreuliche Verdauung im Vergleich zu einer fremden erfreulichen Adoleszenz?

Einen schlechten, und so fremd ist mir mein Söhnchen ja nun auch nicht mehr, also steckte ich die Kiesoblate, die Plätzchen zu nennen sich mir verbot, in den Mund und mußte bereits nach zwei halbherzigen Kauversuchen um die Vollständigkeit meiner Mundkeramik bangen.

Auch der Versuch des kraftvollen Einspeichelns mißlang, wiewohl es in meinem Munde zuging wie in einer Autowaschanlage in der Programmart »Super-Polish«. Ich versuchte, die über meine Unterlippe schwappenden Speichelfälle gestenreich als Begeisterung über das hier zu Grunde liegende pädagogische Konzept zu tarnen, was aber ebenfalls mißriet.

Ich spuckte das unbeschädigte steinerne Backwerk präglazialen Ursprungs in die Hand, wo es graniten klickend an die Ehefessel an meinem Ringfinger stieß, und steckte es mit einem unsicheren Lächeln und den Worten: »Da muß ich zu Hause noch mal bei …, mit der Hilti …« in die Jackentasche.

Betretenes Schweigen wie ein Wall aus Watte. Ich schob den Teller weiter, sein Schaben auf der selbstverständlich handgehobelten und freigeborenen Tischplatte war das einzige Geräusch.

Auf der nach unten offenen Werteskala für organische Abfälle hatte ich soeben mühelos einen Wert erreicht, der dem von Schlachtrückständen aus der Jagd auf Robbenbabys entsprach.

Das Dinkelplätzchen besitzen wir übrigens heute noch.

Ich glaube allerdings an die, wenn auch nicht offiziell verbriefte, Unverletzlichkeit meines Gesäßes und habe deshalb von weiteren Verzehrversuchen Abstand genommen.
Freunden erzähle ich gerne, es handele sich dabei um eine Duschmünze aus der Zeit des Hethiterkönigs Assurnarsipal, also etwa viertausend vor Christus, was mir nicht selten geglaubt wird.
Seine Konsistenz legt das einfach nahe.
Und an »Waldorf« habe ich nur noch Interesse, wenn darauf ein »Astoria« folgt.
Oder wenigstens ein Salat.

14 — Auszeit

»Ich muß mal raus!«

Henry Maske zu Ringrichter Heiner Hasenklever während der achten Runde eines Europameisterschaftstitelkampfes in Laucha an der Unstrut

Wenn ein Kind auf die Welt gekommen ist, alle begrüßt und sich eingerichtet hat und auch die Eltern den ersten Schock überwunden haben, stiehlt sich diese Hoffnung in ihr Herz, die Hoffnung nämlich, der Ausnahmezustand neige sich dem Ende zu und es werde, wie alle im Vorfeld nicht müde wurden zu behaupten, neben dem Kind auch Normalität einziehen. Das Leben würde sich einpendeln, die kleine neue Familie werde sich konsolidieren.

Auch ich wartete auf diesen Moment, der sich aber partout nicht einstellen wollte. Natürlich gingen wir beide wieder unseren jeweiligen Geschäften nach, nur daß diese Geschäfte nicht, wie früher, innerhalb eines Tages erledigt wurden, sondern nur etwa fünfzehn Minuten für die gleiche Menge Arbeit verblieben und daß es nicht die gleichen Geschäfte waren. Alles, buchstäblich alles hatte sich verändert, und was als gefühlter Ausnahmezustand begann, erwies sich dann als tatsächliche Normalität.

Der Mensch ist, darin dem Pferde nicht unähnlich, ein Fluchttier. Ergo keimte auch in uns der Gedanke zur Flucht, und zwar üppiglich, und ich machte der

Einzigen den Vorschlag, doch in Urlaub zu fahren. Während ich das sagte, erinnerte ich mich, wie wir weiland mit der Ente der Einzigen nach Griechenland gefahren waren, ein jeder mit einer alten Segeltuchtasche, die das gesamte Gepäck und ein paar Bücher barg, und unserer kleinen Zweimanndackelhütte, einem Leinenstrumpf, der mal als Zelt auf die Welt gekommen war. Die Reisevorbereitungen erschöpften sich in einem Besuch auf der ADAC-Geschäftsstelle, wo ich verschiedenste Maut-Vignetten nebst grob gerastertem Kartenmaterial und jene mit Gold nicht aufzuwiegende Broschüre *Tanken neben der Autobahn* erwarb.

Das Packen des Fahrzeugs dauerte nur Minuten, wobei das sperrigste Gepäckstück eben jene Broschüre war.

Und dann auf die Autobahn und mit unwiderstehlichen zweiundneunzig Stundenkilometern, solange es bergab ging, nach Süden.

Hier ließ sich mit Fug und Nut von »Reise« sprechen. Der Zustand des »Unterwegsseins« war dem des »Daseins« auch zeitlich fast völlig gleichgestellt.

Der Weg war das Ziel, manchmal war aber auch das Ziel einfach weg. Wen kummerte es?

Wir hatten Urlaub, jeder knapp vierhundert Mark in der Tasche und die unglaubliche Zeit von vier langen Wochen vor dem Bauch! Der Wagen war vollgetankt, wir hatten reichlich Zigaretten an Bord, es waren etwa zweieinhalbtausend Kilometer bis nach Griechenland und wir trugen schwarze Sonnenbrillen …

»Und … wo willst Du hin … mit … ihm?«, unterbrach die Gattin meine träumerische Reminiszenz an vergangene fröhliche und unbeschwerte Tage.

Mit *ihm!* Alleine diese kleine Wörtchen in Verbindung mit der vorhergehenden, unheilschwangeren Pause degradierte in meinen noch jungen Vaterohren meinen Sohn, das Zentrum meines Seins, die Hoffnung meiner späten Jahre, unser aller fleischgewordene Zukunft zu einem bloßen Gepäckstück, ja Ballast! Mißtönend klirrten die Worte der Frau in meinen Ohren. Wohin ich mit ihm will?

In die weite Welt natürlich, auf daß er, an Vaters Hand sicher und beschützt, die Fährnisse der Wildnis ebenso wie deren Schönheit kennenlerne, Ehrfurcht vor der Schöpfung sich erwerbe und staunend an der Wiege unserer Kultur verweile, von heil'gem Schauer sanft umweht!

Und wohin, zum Teufel?

Dahin, wohin sein junger Geist ihn treibt, die zarten Flügel grad entfaltend, Führer will ich ihm sein und Künder von den Werken und Taten der Menschen durch die Jahrhunderte, am Fuße großmächtiger Kathedralen und edler Tempel wollen stumm wir stehen, ebenso wie wir in der Wüste atemlos die Schönheit der windgepeitschten Dünen zu ermessen suchen, die, wiewohl nur aus Sand, doch unermeßlich stark sind und noch jedes Bollwerk von

Menschenhand hinwegfegten über die Jahrtausende. Die Dschungel wollen wir durchwandern und die Meere durchkreuzen, Gebirge erklimmen und Höhlen durchsteigen, und taumeln seine Füße, will ich ihn wohl tragen, und ermüdet sein Sinn, will ich ihn wohl betten und wachen über seinen Schlaf, und Augen wie Ohren will ich ihm öffnen für die tausenderlei Wunder allüberall, und nimmermehr ruhen will ich, als bis er alles geschaut und sich, demütig nun, dem eigenen Hause wieder zuwenden will, jetzt überreich an Eindrücken, weit im Sinn und groß im Herz! Verdammt!

»Ja … wohin? … Dänemark, vielleicht?«, hörte ich mich sagen. »Gute Idee. Kannst ja mal im Internet gucken oder so«, floh es teilnahmslos aus ihrem Gesicht, als sie sich wieder daran machte, meinen Sohn aufzufüllen.

Nun muß zu ihrer Verteidigung gesagt werden, daß gerade das Stillen ein unglaublich kräftezehrender Vorgang ist, an dessen Sinnhaftigkeit man auch bisweilen zu zweifeln gewillt ist, ist doch unser Sohn erheblich undicht, will sagen, die Menge, welche die Gattin soeben unter Entbehrungen in ihn hineinpraktizierte, verläßt den kleinen Mann quasi augenblicklich und nur unwesentlich modifiziert. Das alles im Verbund mit den anderen Aufgaben, welche die Hege und Pflege solcher Würmer mit sich bringt, bewirkt eine gewisse Abgespanntheit, die ich bei meiner Frau zu bemerken wähne.

Auch ich zeige unter dem Eindruck allwaltenden Schlafmangels bereits die ersten nervlichen Abnutzungserscheinungen.
Ich verzeihe ihr.
Dänemark also. Von wegen »Wiege der Zivilisation«, »Wüsten« und »Meere« und »Dschungel« und alles!
Und das Bier soll sehr teuer sein. Hab ich gehört.
Schöne Aussichten.
Auf der anderen Seite müssen wir mal raus! Der Verwandtschaft entkommen und der dreimal verfluchten Frage, ob er denn schon durchschlafe und ob ich das denn alles mit meinem Beruf vereinbaren könne.
Warum, zum Kuckuck, fragt mich eigentlich keiner, ob ich durchschlafe oder ob meine Frau das denn alles, und vor allem mich, mit ihrem Beruf vereinbaren kann? Hä? Warum nicht?
Oder besser, warum fragt eigentlich jeder irgendwas?
Warum? Haben die alle nichts zu tun?
Wo nehmen die die Zeit her?
Das sind die Fragen, deren Beantwortung mich interessiert, aber das interessiert wieder niemanden sonst.
Dänemark.
Die sprechen da dänisch, schon von klein auf.
Was heißt auf Dänisch: Schläft er denn durch?
Slåft he søn dürgk?
Ich fürchte, ich werde es bald genug erfahren.
Das Internet teilt mir mit, daß Dänemark in Nordeuropa liegt. So viel zum weltweiten Informationspool. Es weiß noch nicht mal, wo man günstig neben

der Autobahn tankt! Pah! Und Zelten fällt natürlich flach, weil es in Dänemark nur regnet. Wenn es nicht regnet, ist es unter null Grad, und dann schneit es. Wie soll he dåbei søn dürgkslåfen!?
Aber bitte, war ja meine Idee. Ich frage mich manchmal, was für lebensfeindliche Bedingungen oberhalb meiner Nasenwurzel herrschen, daß da soviel Unfug sein Wesen treibt. Warum habe ich nicht Griechenland vorgeschlagen oder die Türkei?
Vielleicht, weil es da zu heiß ist für ein drei Monate altes Kind und weil die Fahrt zu lange dauert für ein drei Monate altes Kind, und weil man, wenn man nur einen Funken Anstand im Leibe hat, nicht fliegt mit einem drei Monate alten Kind?
Vielleicht.
Und weil wir dann nach Dänemark gefahren sind und es gar nicht geregnet hat und wir ein schönes Häuschen mit Garten und kleinem Pool im Internet fanden, daß doch mehr von Dänemark wußte, als es beim ersten Mal herausrückte, und weil es dann doch richtig schön wurde, obwohl ich noch vor der Abfahrt bereits den Lautsprecher in der Beifahrertür unseres neuen Autos pulverisierte, indem ich den Kinderwagen auf den Sitz stellte und nur kurz, aber vehement die Türe schloß, und wijl he dann döch søn dürgkgeslåfen hat und weil aber auch die Vorbereitungen zu dieser ersten Reise der kleinen neuen Familie an Komplexität denen der Alliierten bezüglich ihrer Landung in der Normandie in nichts nachstanden

und weil man immer, wenn die Eindrücke zu groß sind, sie in Prosa wiederzugeben, sich ins Lied flüchtet, habe ich ein Lied geschrieben. Keine Angst, es hat kein Melodie, man kann es ganz normal lesen, aber vielleicht zweigedanklich, wenn sie leise lesen oder zweistimmig, wenn sie das laut erledigen. Dann kommt das Dramatische besser rüber, und ihr Gatte oder ihre Gattin drehen sich brummelnd herum, und er oder sie da in der Wiege oder dem keinen Bettchen slåft nigt dürgk.

Garantiert.

Also, schön laut, wenn ich bitten darf:

Urlaub in und mit Familie, eine Moritat

Trauervoller Gesang ohne jedes Maß
in etlichen Strophen

Die Zeit ist reif.
Das Kind ist frisch.
Das Kind ist neu.
Die Zeit ist reif.
Die Mutter ist proper.
Die Mutter ist aufgeregt.
Die Zeit ist reif.

Der Vater ist souverän.
Der Vater ist im Irrtum.
Die Zeit ist reif.
Der Hund ist nur groß.
Das Auto ist nicht nur groß, sondern voll.
Übervoll.
Die Zeit ist überreif.
Die Familie ist in Urlaub.
Das heißt, sie ist noch nicht ganz im Urlaub.
Sie will erst noch los.

Das Auto muß gepackt werden.
Das Auto ist aber schon voll.
Übervoll.

Es muß aber auch so viel mitgenommen werden.
Es gibt aber auch so viel mitzunehmen.
Gerade für das Kind.
Besonders für das Kind.

Das Kind braucht Hosen.
Viele Hosen.
Kurze Hosen.
Lange Hosen.
Mittellange Hosen.
Mittelkurze Hosen.
Hosen mit Trägern.
Hosen mit Gürteln.
Hosen, die von selbst halten.
Hosen zum Baden.
Hosen fürs Trockene.
Hosen für alle restlichen denkbaren Aggregatzustände.
Also auch Plasmahosen.

Auch Hemden braucht das Kind.
Hemden für drüber.
Hemden für drunter.
Hemden mit Knöpfen.
Hemden mit Reißverschluß, auch Klett.
Hemden ohne das alles, aber mit Bändern.
Hemden mit Ärmeln.
Hemden ohne Ärmel.
Hemden mit halbem Arm,
bei denen Hanns Dieter Hüsch,

und nicht nur der,
die Krätz bei kriegen würde.

Auch Leibchen.
Und Bodys.
Gerade Bodys.
Viele Bodys.
Die stehen in ständigem Windelkontakt.
Daher viele Bodys.
Und viele Windeln.
Denn ist die Windel hin oder voll,
ist auch der Body hin oder voll
und muß weg.
Desgleichen die Windel.
Ergo viele Windeln.
Sehr viele Windeln.
In Paketen.
In großen Paketen.
In sehr großen Paketen.
In übergroßen Paketen.
In immens großen Paketen.

Wohin mit all den Paketen?
Ins Auto.
Eine gute Antwort.
Ins Auto?
Eine schlechte Antwort.
Das Auto ist voll.
Übervoll.

Das Auto ist voll mit Socken.
Und Jacken.
Und Mänteln.
Und Schuhen.
Und Ponchos.
Und Buggys.
Das sind faltbare Kinderwagen.
Buggys.
Also auch mit Buggys.
Und Mückennetze.
Und Bettzeug.
Also Kissen.
Kinderkissen.
Mit Mustern.
Scheußlichen Mustern.
Mit Katzen.
Das wäre okay.
Doch das sind Katzen in Lehrberufen.
Als Schaffner.
Und Bäcker.
Auch Polizeikatzen.
Oder Möbelträger und Arztkatzen.
Das ist nicht okay.
Das ist lächerlich.
Aber auch wichtig.

Das Kind liebt Kissen.
Und Katzen.
Das Kind schläft auf nichts anderem.

Katzenkissen.
Kissenkatzen.
Kein Kissen ohne Bezug.
Im Raum.
Auch Decken.
Solche mit Federn gestopft.
Und vom Haar des Kamels.
Viele Decken.

Es könnte kalt werden.
In Griechenland.
Im Juli.
Sicher.
Das Auto birst bald.
Der Vater birst jetzt.
So viel Zeug!
Sagt er.
Wer braucht das?
Fragt er.
Das Kind kann noch nicht antworten.
Die Mutter antwortet statt seiner.
Das Kind.
Sagt sie.
Alles?
Fragt er.
Ja.
Sagt sie.
Wo soll das alles hin?
Fragt er.

Nach Griechenland.
Sagt sie.
Und wir?
Fragt er.
Wir auch.
Sagt sie.
Im gleichen Auto?
Fragt er.

Sie antwortet nicht, gestattet ihm aber beim Hinausgehen eine wunderbare Aussicht auf ihre sich zornerregt gegenläufig auf- und abbewegenden Gesäßbacken, welche gleich zween Aprikosenhälften sanft den Stoff der Hose in leichtem Walken beulen.

Die Aussicht ist gut.
Der Vater ist abgelenkt.
Die Aussichten sind schlecht.
Der Vater ist wieder bei der Sache.
Und außer sich.
Die Pelzstiefel!
So ruft er.
Braucht es die Pelzstiefel?
So ruft er.
Ja.
Das ist die Antwort.
Wozu?
Ruft er.
Es könnte kalt werden.

Das ist die Antwort.
In Griechenland?
So fragt der Vater.
Kalt?
Ja.
Das ist die Antwort.
Aber es läuft nicht.
Das Kind.
So der Vater.
War das eine Frage?
So die Antwort.
Der Vater schweigt.
Der Vater resigniert.
Der Vater packt die Pelzstiefel zurück.
Der Vater wünscht sich Schnee.
Und Eis.
In Griechenland.
Im Juli.
Er wird nicht erhört werden.
Er weiß es.
Er haßt jetzt Pelzstiefel.
Der Haß wird bis zum Januar reichen.
Auf jeden Fall so lange, bis das Kind läuft.
Und darüber hinaus.

Das Auto ist voll.
Übervoll.
Randvoll.
Total voll.

Noch sitzt keiner drin.
Auch der Hund noch nicht.
Der Hund ist groß.
Sehr groß.
Rassebedingt.
Hochgroß.
Der Hund will in das Auto.
Das Auto ist ein Kombi.
Ein voller Kombi.
Der Hund will trotzdem hinein
Die Mutter auch.
Beide werden unter Umgehung
ihrer verfassungsmäßigen Rechte hineingestopft.
In das Auto.
Den Kombi.
Den übervollen Kombi.
Zur Stabilisierung des Gepäcks.
Der Vater drückt die Türe zu.
Mit sanfter Gewalt.
Mit unsanfter Gewalt.
Mit roher Gewalt.
Die Türen rasten ein.
Der Vater rastet aus.

Er hat keinen Platz mehr.
Er ist der Fahrer.
Er wollte der Fahrer sein.
Er kann nicht mehr der Fahrer sein.
Er ist betrübt.

Aber nicht richtig.
Ein bißchen ist er auch froh.
Aber nur ein bißchen.
Aber nur kurz.
Die Mutter räumt seinen Sitz frei.

Sie nimmt die Kühltasche zwischen Ihre Beine.
Sie nimmt den Atlas auf Ihren Schoß.
Sie nimmt die Taschenlampe zwischen die Zähne.
Sie nimmt die Campinggasflasche an die Brust.
Da will das Kind hin.
Das Kind schreit.
Es hat Durst.
Der Vater auch.
Ganz plötzlich.
Die Mutter spricht mit dem Vater.
Er hört es nicht.
Er denkt an Bier.
Und an Sechsämter.
Dann wieder an Bier.
Und Fernet.
Branca.
In der Reihenfolge.

Die Mutter spricht immer noch mit dem Vater.
Jetzt lauter.
Das Kind schreit.
Noch lauter.
Der Hund bellt.

Noch lauter.
Der Vater denkt an Bier.
Und schalltote Räume.
Und Sechsämter.
Und Zinn 40.
Und an den Segen der Taubheit.
In dieser Reihenfolge.

Er setzt sich auf den jetzt freien Fahrersitz.
Und spricht mit der Kühltasche neben ihm.
Ihm ist entgangen, daß er einmal eine Kühltasche
geheiratet hat.
Aber so ist das Leben.
Er kann sich plötzlich an so viel nicht mehr erinnern.
Sei es, wie es sei:
Der Vater startet den Motor.
Die Kühltasche spricht.
Der Hund bellt.
Das Kind bricht.
Der Vater auch.
Zusammen.
Der Urlaub bricht auch.
Ab.
Der Vater steigt aus.
Und geht Bier trinken.
Und Sechsämter.
Und Fernet.
Branca.
Und Zinn 40.
In dieser Reihenfolge.

Und wacht auf.
Die Mutter hat ihn geweckt.
Reise, Reise.
Ruft sie.
Das Kind kräht.
Nebenan.
Der Hund bellt.
Neben dem Bett.
Alles ein Traum?
Fragt der Vater.
Und stellt sich tot.
Niemand merkt's.
Draußen wartet das Auto.
Und die Pelzstiefel.
Der Vater steht auf.

Das Kind ist frisch.
Das Kind ist neu.
Die Mutter ist proper.
Die Mutter ist aufgeregt.
Der Vater fühlt sich alt.
Aber die Zeit ist reif.
Und der Vater auch.

Und es ist Urlaub.
Die schönste Zeit des Jahres.
So sagt man.
Das aber ist gelogen.
In dieser Reihenfolge.
Punktum.

15 — Zweites Zwischenspiel

»Früher war alles besser!«

Unfug

Und während ich so am Steuer saß, inmitten dieses Reisegepäckmuseums auf dem Weg nach Dänemark, meine Liebste dem Kleinen in drangvoller Enge zwischen Kühltaschen, Bettzeug und Pelzstiefeln die Brust gab und die A1, während wir rhythmisch rumpelnd über sie hinweg nach Norden fuhren, dankenswerterweise unter mir liegenblieb, da stiegen Erinnerungen in mir hoch, süß und sauer, längst verschüttet geglaubte Reminiszenzen an die Urlaubsfahrten mit den Eltern. Jene ungezählten Reisen in so ferne und abgelegene Gebiete wie die Rhön oder Bad Sassendorf, mit Papas erstem Auto. Und an die Gasthäuser an der Straße. Und an die Tankstellen, an denen man noch persönlich begrüßt wurde, weil so selten einer vorbeikam, und wo einem dann der Chef den Tiger in den Tank packte. Nicht, weil man etwas Besonderes gewesen wäre, sondern weil er keine Angestellten hatte. Wofür auch. Und an Picknicks aus Mamas großer Tasche auf dem Grünstreifen neben der Autobahn, mit Würstchen aus dem Glas und Omas Kartoffelsalat und süßem Tee aus der Thermoskanne.

Und an den Geruch des grauen Käfers und die Struktur der Halteschlaufen innen an der A-Säule, da waren nämlich zwei Paar Linien drauf, wie Fahrspuren, und die Schlaufen waren ganz gelb vom vielen Anfassen. Und es roch immer ein wenig nach Abgasen, Benzin, Staub und Kunstleder und nach dem Pfefferminztoffee, das ich in das Polster der Rückbank gesessen hatte. Ich erinnerte mich daran, wie ich mir einmal die Finger in dem kleinen Ausstellfensterchen auf der Beifahrerseite geklemmt hatte, und einmal, an der Nordsee, als wir Ferien auf dem Bauernhof machten, bin ich mit dem Schienbein an den Auspuff geraten. Die kreisrunde Narbe kann man heute noch sehen, wenn ich im Sommer braune Beine bekomme, einen kleinen weißen Ring. Seit damals weiß ich, daß Abgase heiß sind und nehme mich in Acht.

Und ich erinnerte mich an die tausend Fragen, die ich meinem Papa gestellt habe, während wir über die leere Autobahn fuhren. Wie weit die Pfosten am Straßenrand auseinanderstehen, was der kleine schwarze Pfeil auf ihnen bedeutet, welchen Abstand die Mittelstreifen voneinander haben, wie breit eine Fahrspur ist, warum eine Autobahnkapelle keine Musik macht, warum das Abblendlicht »Abblendlicht« heißt, was die einzelnen Autokennzeichen bedeuten, welche Automarke das gerade war und warum der Otto-Kraftstoff nach meinem Opa benannt worden war. Und warum nicht. Und Papa hatte auf jede dieser Fragen eine geduldige Antwort, er wußte alles.

Und dann verdichteten sich die Erinnerungssplitter, setzten sich zusammen, und vor meinem geistigen Auge stieg das fast vollständige Puzzle der ersten großen Reise auf, die ich mit meinen Eltern unternommen hatte, gerade so, wie unser Sohn jetzt seine erste große Reise mit uns unternahm. Und während von der Rückbank diese wunderbaren kleinen Geräusche lustvollen Speisens und anschließend pappsatten Verdauens und die regelmäßigen Atemzüge meiner Frau, die nach dem anstrengenden Stillen unseres Sohnes eingeschlafen war, herüberwehten, überließ ich mich den Eindrücken meiner ersten Reise:

16 — Der Erinnerungen erster Teil

Mein erstes Kreuz mit Urlaub und Schwertern
und wie ich lernte, am Stock zu gehen
oder:
Mit Ach und Krach durch Hilchenbach

Ich bin der festen Überzeugung, daß man, wenn man Kinder bekommt, im gleichen Atemzug auch die Fähigkeit erwirbt, sich an Dinge zu erinnern, die länger als zwei Stunden zurückliegen. Die Gedanken schweifen beim Anblick der kleinen Würmer zurück, und man verdrängt das näher Zurückliegende, offensichtlich ist beides gleichzeitig nicht möglich. Deswegen bekommt man auch zweite Kinder. Weil man sich an das erste und an das, was damit zusammenhing, nicht mehr erinnert. Doch zurück ins Auto und auf die A1 und zu mir, der ich gerade an meine erste große Fahrt dachte:
Besagte erste Urlaubsreise, ich sollte in wenigen Tagen meinen vierten Geburtstag feiern, führte mich, nebst meinen Eltern, nach Hilchenbach ins Sauerland.
Für mich hatte es damals auch Ulan Bator, Oshkosh oder Telgte sein können. Entfernungen, Landesgrenzen und Städtenamen spielten in meiner Geographie noch keine nachhaltigen Rollen. Ich kannte eigentlich als Begrenzung meiner Welt und Wahrnehmung nur die Begriffe: »drinnen« und »draußen«, wobei sich

mir doch dumpf erschloß, daß sich »draußen« durch eine allgemein größere Umfänglichkeit auszeichnete denn »drinnen«. Das »Drinnen« gliederte sich in »Badezimmer« und die übrige Wohnung, wobei sich das Bad nicht nur als Stätte lästiger nachspielerischer Reinigung, sondern auch als Ort frühkindlicher, unfugbedingter Strafhaft, gleichsam als Steigerung zur Nachtischverweigerung, in nachhaltiger Erinnerung gehalten hat.

An die Details der Fahrt habe ich keine gesicherten Erinnerungen mehr, nur die, daß sie sich verschlungen und mühevoll gestaltete. Jedenfalls unternahmen wir diese Reise in unserem grauen Käferle, von dem ich später erfuhr, daß es eigentlich VW hieß und anthrazit war. Vorne im Wagen fuhr mein kleiner Bruder mit, was keine Gedankenlosigkeit meiner Eltern darstellte, sondern daran lag, daß er noch in meiner Mutter weilte.

Mein Vater fuhr oder versuchte es wenigstens, meine Mutter fuhr bei und las die Karte, was die Ursache dafür war, daß die Anstrengungen meines Vaters, das Fahren betreffend, das Stadium des Versuches nie wirklich hinter sich ließen. Mein Vater ist Geologe und daher mit dem Lesen von Landkarten seit jeher vertraut, meine Mutter hingegen ist Philologin und der Auffassung, daß sich eine Landkarte genauso wie eine Ansichtskarte lesen lasse, nur anders.

Hier mußte es zu Kollisionen kommen, was den anzulegenden Kurs der Reise betraf, zumal meine Mutter die liebenswerte Angewohnheit des verkehrsbedingten Verlaufskommentares pflegte, will sagen, sie wies meinen Vater des öfteren auf Ereignisse diesseits und jenseits, ja bisweilen auf der Fahrbahn hin, welche sich jedoch meist bereits zugetragen hatten, mithin keinerlei Bedrohungscharakter mehr besaßen, ja sogar des Informations- oder gar Nachrichtengehalts vollständig entbehrten.

Diese Hinweise und Kommentare beeinträchtigten die Konzentration meines Vaters erheblich und nährten in meinem kindlichen Herzen den dringlichen Wunsch, sollte ich je von widrigen Winden in den Hafen der Ehe getrieben werden, nur eine stumme Lotsin an Bord zu lassen. Es sollte natürlich anders kommen. So viel zu guten Vorsätzen.

Die Einlassungen meiner Mutter gestalteten sich bisweilen atem- sowie satzzeichenfrei, ergo etwa so:

»Wie soll ich bei diesem Tempo eigentlich die Schilder lesen mir fallen ja fast die Augen aus dem Kopf achte bitte auf den Lastwagen da vorne der ist ja total überladen wer heutzutage alles Autofahren darf schau diese malerische Kirche jetzt ist's zu spät was mußt du auch so rasen wenn wir weiter in diesem Schneckentempo fahren brauchen wir in Hilchenbach gar nicht auszupacken sondern können gleich wieder umdrehen dein Sohn fragt wann wir endlich da sind hast du den Abzweig nicht gesehen nein auch gut da hätten wir eh nicht lang gemußt es dauert noch ein nein wir hätten doch da aber was soll's wir haben ja vierzehn Tage Urlaub den können wir genauso gut auf der Landstraße verbringen Vorsicht das Schild meldet eine Kurve was heißt das ist nicht unsere Richtung das ist doch der Kurve völlig wurst also das Wetter ist himmlisch hast du eigentlich das Licht im Keller ausgeschaltet noch achtzehn Kilometer die können lang werden ras nicht so wie soll ich bei dem Geruckel das Kind im Bauch behalten da vorne links, links, links, das andere links das ist rechts ach das ist rechts egal dann fahren wir eben nach Soest aber das erklärst du deinem Sohn wo der sich doch so auf Hilchenbach gefreut hat …«

Das war im Grunde so nicht richtig, ich wußte damals nicht einmal, daß es so etwas wie Hilchenbach überhaupt gab und was man unter diesem Begriff verstand, machte aber gute Miene zu diesem mir unverständlichen Spiel.

Wir schlugen dann unser Quartier in eben diesem Hilchenbach, einer reizfreien Fachwerkanhäufung, in einer der unzähligen Pensionen mittlerer Güte auf (es gibt keine besseren und in den schlechteren wird das vollzogen, was wir »Abschiebehaft« heißen), die im Sauerland windschief am Rande einer jeden befahrbaren Piste stehen, wie solitäre Zähne in einem löchrigen Gebiß. Unser Zimmer, in das ein vergitterter Kleinkinderkerker, ein sogenanntes »Ställchen« mit Matratze als Schlafstatt für mich gerollt worden war, verströmte diesen kohlstrunksauren K.u.K.- (also Kot-und-Kappes-) Mief.

Die Atmosphäre war mit dem Qualm billigster Zigarrenstumpen vorkaiserlicher Herkunft geschwängert. Nachdem meine Eltern den Zimmerschlüssel aus den rachitischen Händen der das Haus verwaltenden Witwe entgegengenommen hatten, bezogen wir unser Urlaubsasyl und versuchten, uns zu freuen, was wir nach zehn Minuten anstrengenden, aber fruchtlosen Bemühens abbrachen.
Dann gingen wir schlafen.
Meine Eltern schliefen ruhig in ihrem Bett, ich machte in meines.
Als wir am nächsten Morgen, nach einem erstaunlich verwertbaren Frühstück, den Ort in Augenschein nahmen, stellten wir fest, daß offensichtlich nach dem Kollaps des zwölfjährigen Reiches eine Schleuserschiene Berlin-Hilchenbach-Paraguay für SS-Angehörige der mittleren bis gehobenen Laufbahn bestanden haben mußte. Ebenso offenkundig hatten viele ehemalige Partei- und Militärangehörige die Beschaulichkeit der sauertöpfisch- wie -ländischen Umgebung dem südamerikanischen Exil, in dem ja auch nur wenig Deutsch gesprochen wird, vorgezogen. Dafür ist im Sauerland das Klima verträglicher, und die Seil- wie Kameradschaften sind zahlreicher.
Überall in den engen Gassen, den verräucherten Wirtshäusern, auf den endlosen Wanderwegen, den Standschachplätzen, an Bänken und Brunnen, auf Parkplätzen und Freilandtoiletten standen, saßen und hockten wehr- wie machthungrige Greise mit

dekorativen Armbinden, auf denen sich schwarze Punkte hübsch geschmackvoll vom gelben Grund abhoben, mit Austauschgliedern aus mancherlei Material, zum Abschnallen, Hierlassen und Mitnehmen, mit Krücken und Wägelchen, Hilfshunden und Zivilpflegern, mit Piratenaugenklappen und Lederhänden, mit Haken und Ösen, krumm und schief geschossen, die einerseits mit fast kindlicher Begeisterung ihre jeweiligen Gebrechen verglichen und die Last und Mühsal reich bebilderten, die ihnen solcherlei Ungemach bereiteten, anderseits stolz die Umstände schilderten, unter denen sie Gliedmaßen, Gesicht und Gehör, Zeugungs- und Abortfähigkeit hatten fahren lassen müssen und sich gerne mit »Siegheilgutenmorgenführerwetter, was?« begrüßten.

Geriatrisch greinende Gesternliebhaber saßen, standen und lagen, wohin der Blick auch stolperte und das Kürzel »SS« bedeutete augenscheinlich »Speichelnde Senile«. Und der oft zitierte »Führer« war wohl ein Blindenhund.

Der Urlaub bestand aber nicht nur in der Beobachtung siecher Schlachtenabfälle, sondern leider auch aus für mich damals schier unendlichen Spaziergängen.

Spazierengehen kam damals direkt nach der Pockenimpfung. Nicht wirklich natürlich, sondern in der nach unten offenen Beliebtheitsskala meinerseits.

Kaum war ich den kittelbeschürzten und blätterteigigen Mürbmöpsen der Pensionswirtin entronnen, die offensichtlich vorhatte, mir das weibliche Geschlecht, selbst als Artikel, durch schraubstockartiges Umklammern, wattejackengleiches Umgluckлen und altweibisch-säuerliches Umdunsten madig zu machen, mußte ich spazieren gehen, wobei ich schnell feststellte, daß es selbst unter Spaziergängern in Hilchenbach eine strenge Hierarchie zu geben schien. Spaziergänger ohne Wanderstock waren entweder erst vor vierzehn Minuten eingetroffen und hatten demzufolge noch keine Gelegenheit gefunden, sich mit dem obligatorischen Stützholz auszurüsten. Oder sie waren keine Kriegsteilnehmer, Drückeberger eben, und deshalb unverwundet und gleichfalls gesellschaftlicher Abschaum.

Doch der Stock alleine macht noch keinen Gänger, nein, er mußte an jeglicher kommerzieller Raststation, oder, um im österreichisch geprägten Hirnverletztendeutsch zu verbleiben, an jeder »Jausenstation« mit kleinen, gegen bare Münze zu erwerbenden Metallplaketten mit albernen Edelweißchen, röhrenden Hirschen und ähnlichem Blech, das nur solchen Späteinsiedlern wie Jägern und anderen mental Erloschenen einfallen kann, beschlagen werden.

Je mehr dieser blechgewordenen Kilometernachweise man am Stecken trug, desto angesehener war man im Kreise der schwerbeschädigten Kriegsverehrten und anderen Vertreter der zwangswandernden Mephistogeneration. Einige trugen den Wanderstock derart blechschwer zugepflastert und

gebeugt, daß ich mutmaßte, sie hätten sich auch noch die längst verdorrte, weil ungenutzte Fortpflanzungswurzel mit gibbelnden Gemsen beschlagen lassen.
Heute weiß ich, daß es so war.
Also stolperte auch ich, bewehrt mit einem Wanderstöckchen und vielerlei Raststationserkennungsmarken, durch den Sauerforst.
Schlimm war auch, wenn ich des Nachmittags einem fremden, eben erst angereisten Wechselbalg zwangsvorgestellt und, unter Hinweis auf unser vergleichbares Alter, zum Spielen aufgefordert wurde, in der von Elternseite vollkommen mißverstandenen Annahme, Gleichaltrigkeit bedeute, innerhalb eines gewissen Entwicklungsstandes, auch Kompatibilität. Als mir die fette Fremdkröte zum dritten Mal meinen kleinen Lastwagen streitig machte, bot ich ihr an, sie aufzublasen und fliegen zu lassen, und als sie das nicht glauben wollte, tat ich es.
Sie entschwand, luftballonesk furzend, raketenschnell am Firmament.Ich habe nie wieder etwas von ihr gehört, die Eltern reisten kurz danach ab.
Doch es gab auch schöne Erlebnisse.
Besonders in Erinnerung geblieben ist mir mein zaghafter Versuch, unsere Urlaubskasse nachhaltig aufzubessern. Dies zu leisten, stellte ich die recht übersichtliche Sammlung meiner Talente ganz in den Dienst der guten Sache. Was mir an künstlerischer Qualität fehlte, ergänzte ich durch Penetranz.

Das hat sich quasi bis heute nicht geändert.
Dies alles trug sich während eines Mittagessens zu, das alle Pensionsgäste innerhalb einer bleieichern verbrämten Trophäensammlung, Speisezimmer genannt, zu sich zu nehmen hatten.
Der Raum war mit Gästen in den unterschiedlichsten Stadien der Wehrlosigkeit gegenüber dem Essen gefüllt; meine Eltern nebst der geschlüpften und der ahnbaren Leibesfrucht stellten eine für die Anderen beunruhigend juvenile Beimischung zum eigenen Alterseintopf dar. Wir hatten an »unserem« Tisch Platz genommen und widmeten uns stumm ergeben den bröselnden Mehlerdäpfeln in Pferdebratentunke, welche das Mittagessen vorstellten.

Ich hatte bald genug, eigentlich bereits vor dem ersten Bissen, nutzte die urlaubsimmanente Lockerung des Disziplinargefüges, stahl mich unbemerkt vom Tisch und trollte mich.
Ich unterzog die anderen, noch menschenleeren Räumlichkeiten des Untergeschosses einer oberflächlichen Prüfung und fand mich nach wenigen Minuten wieder im Speiseghetto ein, um festzustellen, daß sich meine Eltern zur Durchführung ihres Verdauungsschläfchens, das in Wahrheit ein Genesungsschlummer war, zurückgezogen hatten.
Diesen herrlichen obrigkeitsfreien Moment nutzte ich, die noch ergeben kauenden Restgäste in Augenschein zu nehmen.

Direkt am nächsten Tisch saß ein gequollener, cordgewandeter Geselle mit purpurfarbenen, grob gebrochenen Gesichtszügen, der unter einer Ehrfurcht gebietenden Geräuschentwicklung die Notverpflegung in sein bodenlos scheinendes subrhenales Futterloch stopfte.
Neben ihm dämmerte seine offenbar anämische Gattin und eine schrumpelige Matrone, die entweder seine Schwiegermutter war oder einfach seit der Anfertigung der Sitzmöbel auf diesem Stuhl welkte und, wie die andere Dekoration der Räumlichkeit, billigend in Kauf genommen werden mußte.
Ein wunderbares Schauspiel.
Offenbar war der Cordklops durch meine ihm ungeschmälert zuteil werdende Aufmerksamkeit leidlich irritiert, weshalb er versuchte, mich durch das Zuwerfen bitterböser Blicke abzuschrecken, was mich aber nur noch mehr in seinen Bann schlug.
In meiner kindlichen Seele regte sich der Gedanke, der arme Mann könnte vielleicht schlechter Laune sein und bedürfte vielleicht der Aufmunterung.
Bei meinen Eltern hatte ich immer größte diesbezügliche Erfolge zu verzeichnen gehabt, wenn ich lauthals Beispiele meines nicht unerheblichen Kinderliederschatzes zum Besten gab.
So stimmte ich denn, um den dicken Onkel zu versöhnen und vielleicht der morschen Oma ein pergamenten schrundiges Lächeln abzuringen, nacheinander folgende Lieder an:

- Der Frosch im Naß und auf dem Rasen denkt nur ans Springen und ans Blasen
- Mäuslein, Mäuslein, Mäuslein klein, wir woll'n beinand in der Falle sein
- Fuchs, hast mir den Schwanz gestohlen, leg dich wieder her
- Mädgen, knöpf das Mieder zu, mich brennt's in meinem Reiseschuh
- Schlaf, Rindlein, schlaf, der Bauer ist doch brav, er kommt nur nachts zum Stall herein, um nach der Frau die Kuh zu frei'n

… und allerlei andere Lieder mehr, die ich irgendwo aufgeschnappt hatte.

Ich verausgabte mich ziemlich, doch alles, was meine Hingabe generierte, war, daß das mächtige Verdauungswunder nach einem hilflosen Seitenblick auf seine scheintote Gattin und das wurzelige Omamöbel seine Geldbörse zückte und mir eine silberne Münze in die Hand schob, mit dem Hinweis versehen, ich sollte mich nun schleunigst verziehen.

Geld sagte mir damals noch nichts, und ich war der irrigen Auffassung, er habe mir ein weiteres der verhaßten Wanderstockblechembleme geschenkt, so daß ich mich verärgert aus dem Staub machen wollte. Doch kaum hatte ich den nächsten Tisch auch nur halb passiert, als mir die dort thronende Miederfüllung mit Nerzkappe ebenfalls ein Geldstück in die kleine Hand steckte und mich flugs zum nächsten

Tisch bugsierte. Offenbar hatte sie Sorge, so interpretiere ich ihr Verhalten heute, daß ich nochmals zu singen beginnen könnte, und wollte dem durch eine großzügige Spende prophylaktisch entgegenwirken.
Ihr Beispiel machte alsbald Schule, ich wurde von Tisch zu Tisch dirigiert und nahm huldvoll weitere Wandermarken in Empfang, ohne noch einmal singen zu müssen.
Ich verließ den Saal dann mit zwei silbergefüllten Händen und lustig klingelnden Hosentaschen unter den erleichterten Blicken der Erwachsenen und den neiderfüllten der Altersgenossen und ging nach oben, meinen Vater zu bitten, die kleinen Blechmarken an meinem Wanderstock anzubringen, auf daß mein Ansehen bei den Angehörigen der Orts-SS ins Unermeßliche wachse.
Meine armen Eltern erbleichten, als der stolze Sohn die Ausbeute eines einzigen Liederpotpourris darbrachte, und versuchten unverzüglich, den jeweiligen Spendern das Geld zurückzuerstatten.
Das erwies sich jedoch als unmöglich, dieweil die Münzen natürlich keine Absenderangaben aufwiesen, der Großteil der Gäste, wohl meine Rückkehr fürchtend, das Speisezimmer direkt nach mir geflohen hatte und sich der verbliebene Rest in allwaltender Verdauungsträgheit nicht an die Höhe des geleisteten Opfers entsinnen konnte.
Am Abend dann klärte mich mein Vater über den relativen Wert des Geldes auf, die verschiedenen Arten,

an dasselbe zu gelangen, und daß ich mich, wiewohl unwissend, der Erpressung schuldig gemacht hatte, denn wenn sich einer gezwungen sieht, zu bezahlen, um einer Bedrohung ein Ende zu machen, dann ist das Erpressung.

Das hat mir sofort eingeleuchtet und ich habe, nach einigen Irrwegen, mein gesamtes berufliches Gedeihen auf diesen Gedanken gegründet und bin nicht schlecht damit gefahren.

Nur nie mehr nach Hilchenbach.

17 — Wesentliches über das Zelten

Camping! Wieviel Phantasie und Zauber liegt in diesem Wort! Natürlich kenne ich alle, wirklich alle Einwände, die Nichtzeltende gegen diese Art der Urlaubsführung mit der Nachhaltigkeit einer tibetischen Gebetsmühle ins Feld führen. Angefangen von der sprichwörtlichen Unbequemlichkeit des Liegens auf Luftmatratzen und der allwaltenden Gefahr, zur Moskitobeute zu verkommen, der Unmöglichkeit, ein mehrgängiges Menu auf einem einflammigen Esbitkocher zuzubereiten, den fehlenden Kühlmöglichkeiten für geistige und geistlose Getränke, dem Zwang, allmorgendlich schlafzerstörten Knautschgesichtern in brüllenden Badehosen, wimmernden Boxershorts oder eigenwindgeblähten Ballonseideensembles mit unter dem Oberarm geklemmter Klopapierrolle zum Gemeinschaftsklo pilgern zu sehen, dort dann die bereits verholzte, weil vorabendlich nur ungenügend weggespülte Hinterlassenschaft eines Vorkackenden zu finden, also bis hin zu dem allgemeinen Pflegezustand der keramischen Freilandabteilungen überhaupt.

Natürlich habe auch ich mich schon auf Campingtoiletten geekelt, tue dies aber mindestens genauso häufig auf den Aborten von Landgasthöfen, Kulturpalästen in kleinen Gemeinden und Kundentoiletten in Warenhäusern. Auch mir fehlte schon im entscheidenden Moment, das heißt: vollständig eingeseift, die entsprechende Portion Münzgeld, um den Duschvorgang ohne Duschvorhang beenden zu können, auch ich weiß immer noch nicht, in welcher Körperfalte ich Münzen bevorraten soll, wenn ich nackt unter der Dusche stehe. Natürlich ist es auch für mich kein Vergnügen, den Verlust der Intimität auf Campingplätzen durch das Mitanhören vulkanischer Rektaldetonationen aus dem Nachbarzelt bewiesen zu bekommen. Aber für Kinder gibt es einfach nichts Schöneres. Und deshalb auch nicht für deren Eltern.

Für Kinder bedeutet Zelten Abenteuer, und zwar den ganzen Tag. Jede normale tägliche Verrichtung bekommt durch die Tatsache, daß sie so gut wie im Freien stattfindet, den Nimbus des Abenteuerlichen, des Besonderen, des Improvisierten. Und das macht Kindern Spaß. Nichts ist alltäglich, selbst das Alltäglichste ist mit einem Male ungewohnt und eigenartig. Sie schließen schnell Kontakt zu anderen und sind wie weggeblasen. Man kommt zum Lesen! Abends sind sie todmüde, die ausgelassenen Spiele und der Umstand, daß sie den ganzen Tag an der frischen Luft waren, tun ihr Übriges. Man kommt zum Kartenspielen! Ist gar das Meer in der Nähe, kennt die Begeisterung keine Grenzen mehr. Die Eltern müssen sich nur bemühen, den Nachwuchs so lange bändigen zu können, bis die Ganzkörpermarinade aus Sonnenmilch, Lichtschutzfaktor 64,

die in ihrer Lichtdurchlässigkeit einem Neoprenanzug in nichts nachsteht, aufgetragen ist, angezogen und abgebunden hat. Man kann sich sonnen!
Nein, was die Erlebnisvielfalt und die Unterhaltungstiefe angeht, ist ein Campingurlaub nicht zu überbieten. Kinder lernen spielerisch alles, was man auch innerhalb der vier Wände gut gebrauchen kann, und noch einiges mehr, und man geht den oben schon einmal angeführten steinalten Verhaltensregeln ebenso spielerisch aus dem Weg, denn wie soll man an einem Campingtisch gerade sitzen?
Na also.

18 — Das Erbzelt

oder: Vom Aufbau schwiegerelterlichen Zeltmaterials auf fremden Plätzen ohne Anteilnahme seitens der Einheimischen, Spott natürlich ausgenommen.

»Ich muß mal raus!«

Kariöser Backenzahn zum Gaumenzäpfchen

Als die Einzige und ich beschlossen, mit unserem nun einjährigen Söhnchen und unserem planetariumsgroßen Hund Bracken im billigen Österreich, ergo in Slowenien, Urlaub zu machen und dies auch noch im Zelt zu erledigen gedachten, wurde uns durch meine mitgeheirateten Schwiegereltern mit nahezu sizilianischem Nachdruck ans Herz gelegt, doch das sich seit Jahrhunderten im Familienbesitz befindliche Hauszelt mitzuführen, anstatt uns, wie ich es eigentlich geplant hatte, mit eigenem Campingmaterial auszurüsten.

Ich weiß mittlerweile, wann es ratsam ist, sich den obwaltenden Umständlichkeiten zu ergeben und somit unerquicklichen Erörterungen seitens der Frau, die über mein Leben verfügt, aus dem Wege zu gehen. Diese haben dann nämlich immer meine allgemeine und spezielle Lebenstüchtigkeit auch vor dem Hintergrund des Lebens in freier Natur zum Thema und bleiben bisweilen ohne ein für mich befriedigendes Ergebnis. Aus diesen und einigen tausend anderen guten Gründen war an eine Reise ohne diesen praehum vererbten Stadtteil aus krachleinenen Planen, armdicken Hanftaurollen, gewichtigen Erdspießen und schenkelstarken Firstbalken aus Grauguß nicht zu denken.

Vermutlich hätte sich gar die Gattin im Falle freier Wahl für das Zelt und gegen mich entschieden. Das liegt auch so fern nicht, wird sie doch, Regen vorausgesetzt, naß, wenn sie unter mir liegt, unterm Zelt hingegen bleibt sie trocken. Dazu muß sie es nicht mal aufbauen. Allein der Planensack gestattet die Aufnahme einer mehrköpfigen Familie in seinen Schatten, so er aufrecht steht.

Dieser Planensack und sein bester Freund, der Stangensack, der das Gewicht der Amboßsammlung des Freilichtmuseums Hagen aufwies, mußten nach der Ankunft im Ferienort natürlich in völliger Dunkelheit aus dem Fahrzeug gewuchtet und an den selbstredend von der Gattin vorher nach tradierter Methode erwählten Platz geschafft werden. Zu dieser Methode gehört, ohne Anspruch auf Vollständigkeit:

1. Untergrundprüfung durch rituelles Aufstampfen, Probenentnahme und Rolltest mit Stein zur Gefällefeststellung,
2. anschließendes Probeliegen im Freien und Aushalten der Verwunderung der Nachbarn,

3. Verkostung der Bodenprobe auf etwaigen Mineralgehalt,
4. Kartierung der Flora und Fauna unter besonderer Berücksichtigung aller Gattungen von Kerbtieren, Nachtaktiven und Mollusken,
5. Prüfung etwaigen Baumbestandes und praezeltliche Installation einer Wäscheleine, was stark an das Abstecken eines Claims in den frühen Tagen des Goldrausches fern im Westen erinnert, sowie
6. die Ausrichtung der faltbaren Heimstatt zu Sonne, Mond, Markt und Klosett.

Die Ergebnisse dieser Erschließungstätigkeiten werden dem sich gerade mühsam vom Transport einer Tonne Altleinens und -eisens mühsam erholenden Gatten durch knappe Handzeichen vermittelt, verbunden mit der markigen Anweisung, er habe nun genügend in der Gegend herumgeglotzt, sei doch sicherlich schon von der Herfahrt sattsam erholt und solle sich ergo schleunigst an den Aufbau begeben.
Der so Angesprochene verflucht innerlich den daheim so oft zitierten Satz, daß der Urlaub bereits auf der Fahrt beginnen könne, wenn man gemütlich fahre, und ähnlichen hanebüchenen Schwachsinn, den man in Erwartung der wichtigsten Zeit des Jahres schon mal von sich gibt.
Warum hört sie nur immer so gut zu?
Zuallererst wird die Plane, nachdem sie trotz heftigster Gegenwehr aus dem Zeltsack extrahiert wer-

den konnte, zur Gänze entfaltet, auf daß man sich auf diese Weise der Lage der Fenster, des Wintergartens, der Balkone und Erker, der Dachterrasse, des Bootsanlegers, des Landeplatzes für Versorgungshelikopter sowie des Portals und der Dienstboteneingänge versichere.

Daß durch diesen Entfaltungsvorgang das gesamte gesellschaftliche Leben auf dem Campingplatz zum Erliegen kommt, versteht sich von selbst.

Auch der kleine Supermarkt muß seine Geschäfte wegen vollständiger Bedeckung kurz unterbrechen.

Nun wird die schlaffe Haut behutsam und unter der Mitwirkung mehrere,r vermittels des gerade Fremden gegenüber äußerst wirksamen Charmes meiner Frau, gedungener Handlanger in die von der Gattin druidisch ermittelte Himmelsrichtung gezerrt, um, solcherart ausgerichtet, der skelettlichen Stütze zu harren.

Nachdem ich, nur durch kurze scharftonige Anweisungen der Liebsten angeleitet, deren Gestalt und Lautstärke sie während so manchen Hundeausbildungslehrgangs kennen und schätzen gelernt hatte, – nachdem mir also ein engmaschiges Netz von Zurechtzurr-Befehlen, die Plane betreffend, übergeworfen worden war und ich mich gehorsam und gleichermaßen erfolglos bemüht hatte, die kontinentale Leinwand jeder Kummerfalte zu entschlagen, oblag es mir nun, den Sack mit der Amboßsammlung zu öffnen.

In der Zwischenzeit hatte mein Sohn Jakob beherzt und von allen Beteiligten unbemerkt für sich entschieden, daß hier seines Bleibens nicht länger sein könne.

Der Abendimbiß war offensichtlich von seiner dem Planenwahn verfallenen Elternschaft der obwaltenden Campingräson geopfert worden, wie auch die Nahrungsmittelversorgung im Allgemeinen wohl keinen sonderlich interessierte: Alle hatten diese seltsamen braunen Glasflaschen in der Hand und waren offenbar in einer unangemessen guten Stimmung.

Er hingegen brütete seit nunmehr viereinhalb Stunden in der eigenen Mengkenke, was sich schon in der Vergangenheit als für sein Intimklima nicht vorteilhaft herausgestellt hatte, aber niemandem der Anwesenden war an einer Ventilierung dieses Problems gelegen, so daß er also nach Rücksprache mit seinem großen, schwarzbehaarten, vierbeinigen Freund zu der Entscheidung gekommen war, Slowenien auf eigene Faust zu erkunden.

Bracken, der bosniengroße Hund, begleitete ihn.

In der Zwischenzeit war es mir, nachdem ich mich von der Überraschung erholt hatte, daß wir doch keine Amboßsammlung mit uns führten, sondern einen Wald von Stangen, zugefallen, dieselben aus dem mit einer Kordel notdürftig verschnürten Sack zu befreien und sie ihren unterschiedlichen Typen und Bauformen nach zu ordnen.

Dabei wurde ich mit reichlich Anweisungsmaterial durch die Mutter meines Sohnes versehen, welche aus einer alten Zeltfahrerdynastie stammt, für die das Campen an lotrechten Felswänden im Nangaparbat während der Wintermonate zum Alltag und das Schlafen in normalen Betten zu den Herausforderungen zählt.
Da sich dieses Zelt offenbar seit jener Zeit, als die Türken noch vor Wien lagen, im Familienbesitz befand (tatsächlich war es aber damals bereits gebraucht erworben worden, an einer Innenseite findet sich ganz deutlich das Wäschereizeichen eines Gottfried von Bouillon[2]!), deshalb also waren sämtliche Zeltstangen, die auch zu Dreiecken, Tetraedern, Polygonen und Beteigeuzen zusammengeschweißt waren, an einem jeglichen ihrer Enden mit einer speziellen Kodierung versehen, die nur den familienintern Initiierten bekannt war. Fand man nun ein anderes Stangenende mit der gleichen Kombination von Farben und kryptischen Zeichen, konnte man fast sicher sein, daß die beiden Enden ineinander paßten, und wenn dem nicht so war, hatte

[2] Gottfried IV. von Bouillon (* um 1060, ? Jerusalem, † 18. Juli 1100, Heg. seit 1087, folgte dem Aufruf Papst Urbans II. und brach mit etwa 20000 Mann als erster Reichsfürst zum 1. Kreuzzug auf, schlug 1098 die türkischen Seldschuken bei Antiochia und erstürmte 1099 Jerusalem; nannte sich »Vogt des Heiligen Grabes« und fand bei alldem noch Muße, eine Gemüsekraftbrühe mit Einlage, vorzugsweise Eierstich, zu kreieren, die er »Suppe des Heiligen Grabes« nannte.

man sich verguckt, die Kombinationen fügten sich eben nicht oder waren gar vorsätzlich falsch angebracht worden.

Ich stand also auf dem ausgewählten Areal, umgeben von einer Menge verbogenen Stangenmaterials wie inmitten einer vom Wind geknickten Maisanpflanzung oder den von Däniken besungenen Getreidekreisen, und versuchte Herr meiner kompletten, durch meine Gattin audiovisuell hinterfütterten Verwirrung zu werden.

Gehörte jetzt das lange dicke Ende mit den drei schwarzen Punkten und dem weißen Tesastreifen zu dem kurzen dicken Ende mit dem gelben Tesastreifen und drei schwarzen Punkten oder mußte das vielmehr mit dem dünnen kurzen Ende mit den zwei roten Punkten ohne Tesastreifen verbunden werden oder doch eher mit dem kurzen, nein mittellangen Ende ohne Punkte aber mit offensichtlichem Giebelstück, doch mit grünem Tesaband?

Oder mußte hier komplett umgedacht werden und die jeweilige Komplementärfarbe so ausgewählt werden, daß sich aus der Subtraktion der entsprechenden Punkte immer ein Ergebnis größer gleich zwei ergab?

Oder ging's hier, wie im richtigen Leben, nur darum: Dünn in Dick, und auf die Farben scheißt der Hund?

Mein Sohn hatte indes, von niemandem bemerkt und daher ohne Störung, nebst seinem Begleiter die Ausläufer des Karawankengebirges erreicht und trat

just in dem Moment, als ich alle Hoffnung und noch einiges mehr fahren ließ, mit einem Mitarbeiter des österreichischen Grenzkontrolldienstes in Verhandlungen ein, die den regreßfreien Grenzübertritt von sechzehn Monate alten Kindern ohne gültige Ausweispapiere zum Thema hatten. Auch das Problem der Begleitung durch gebirgsstockgroße Hunde ohne gültige Impfpapiere wurde erörtert.
Ungeachtet des Gezeters meiner mir Angetrauten über Statik, Farbkreis und Trigonometrie steckte ich anfänglich noch zögerlich, im weiteren Verlaufe jedoch mit immer größer werdender Schaffensfreude, alles in jedes, Hauptsache Dünn in Dick, und hatte nach nur wenigen Minuten ein Gebilde von so extravaganter Schönheit errichtet, daß es die Bewunderung aller auf sich vereinen konnte, abzüglich derjenigen natürlich, welche meinen Namen trägt wie ein Kreuz. Es erinnerte von ferne an das Atomium in Brüssel während des Rohbaus oder an die sich infolge eines Zellinfarkts aufribbelnde Doppelhelix eines DNA-Stranges, auf die zudem jemand mit einem Hammer eingedroschen hatte.
Meine Gattin stellte mir in Aussicht, daß sie neue Erkenntnisse über die gesellschaftliche Relevanz und Berechtigung der Lebensform Ehe gewonnen habe und daß sie mich in diese Erkenntnissen nach dem Abendessen einzuweihen trachte.
Ich erwiderte, daß ich mich ehrlich freue, wenn sie Erkenntnisse gewänne, dann habe sie schließlich

auch was Eigenes, wenn die Kinder mal aus dem Zelt seien, und versuchte gleichzeitig, die stadtteilgroße Plane über mein Skelettkonstrukt zu bugsieren.
Es gelang zum Teil, was zum einen an der nur knapp erreichten Kniehöhe der Konstruktion lag, zum anderen daran, daß jene mich anfänglich bewohnende Gelassenheit floh und einem berserkerhaften Aufbaurausch gewichen war, der auch vor Tätlichkeiten gegen belebte wie unbelebte Materie nicht zurückschreckte. Vorbei die brandenburgische Zurückhaltung bei Teilen, die nicht ineinander wollten: Mit dem Gummihammer brach ich deren Zaudern, und als die Plane nicht gleich wollte wie ich, riß ich mit beiden Fäusten und ins Linnen geschlagenen gefletschten Zähnen derart kräftig daran, daß Teile des Wintergartens und der Helikopterlandeplatz auf der Strecke, der Hobbyraum und ein Großteil der Garage jedoch in meinem Munde verblieben.
Wen schert's?
Ich spuckte faserige Carportreste auf den Nachbarclaim und krabbelte wie irr lachend und von warmer Siegeszuversicht durchpulst unter die an ein Berberzelt in der Wüste Taklamakan gemahnende Wohnwurst, um noch letzte Hand an das innerzeltliche Stangengewirr zu legen.
Mit kraftvollem Ganzkörpereinsatz richtete ich eine der unbotmäßigen Aluminiumstützen in die Senkrechte und wurde im selben Moment mit dem markerschütternden Gekreisch gemarterten Metalls und

platzenden Altleinens, dem pistolenschußartigen Knallen reißender Haltedrähte, dem knirschenden Mahlen berstender Metallgelenke, welche aus ihren geschweißten Pfannen brachen, und dem grollenden Donnern des massiven Firsts, der, jeder Stütze ledig, sich ebenfalls anschickte, der Schwerkraft zu gehorchen, unter einem mehrere Doppelzentner wiegenden Gebirge aus Planenresten und Metallschrott begraben.

Mein Sohn erreichte nach einer mehrmonatigen Odyssee, die ihn durch große Teile der Alpenanrainerstaaten, weite Landstriche Zentraleuropas sowie die Länder Skandinaviens führte, unbeschadet die alte Hafenstadt Skågen. Hier schiffte er sich, noch immer begleitet von seinem treuen Freund, dem trockendockgroßen Hund Bracken, auf der »Otto Hahn« ein, um an einer mehrjährigen Forschungsreise nach Grönland teilzunehmen, welche die Zeltbautechniken der dortigen Ureinwohnerschaft zu erforschen beabsichtigte. Auf die Ergebnisse dieser Reise dürfen wir gespannt sein.

Ich liege seither, also seit knapp vier Monaten, unter den Trümmern der Mobilheimstatt Gottfried von Bouillons begraben und merke, wie meine Kleidung beginnt, zu wurzeln. Ein mitleidiger Slowene versorgt mich alltäglich mit einer großzügig bemessenen Ration selbstgebrannten Slibowitzes und hat mir gestern ein kleines Pflanzschäufelchen unter die Plane geschoben, denn wenn ich hier je wieder raus

will, muß ich wohl graben. Ich liege auf dem Bauch und habe schon gut einen halben Meter geschafft. Gerade überlege ich, ob ich nun nach rechts und oben, also unter der Plane durch und nach Slowenien oder doch lieber runter und nach China graben soll. Soviel ich weiß, kennen die dort kein Camping, ein beneidenswerter Zustand.
Gerade der letzte Gedanke macht die Entscheidung leicht.
Hao.

Nachbemerkung

Aus der Tatsache, daß dieses Buch existiert, können sie ersehen, daß ich mittlerweile nicht mehr unter jenen Jurtentrümmern in Slowenien liege. Und das stimmt auch.
Über die Erlebnisse während des Tunnelbaus, wie ich den glutflüssigen Erdkern umgrub und den Erdmantel auf der Höhe von Tsing Tao durchstieß, über das große Hallo, welches meine nächtliche Ankunft unter den Dielenbrettern der ortsansässigen Parteiführung anrichtete, über meine Rückreise aus China im Diplomatengepäck des deutschen Geschäftsträgers, über die schwierige Familienzusammenführung in den Weiten des Polarkreises, unsere Heimkehr in einem Hundeschlitten und den sich daraus ergebenden Schwierigkeiten auf der A1 soll in einem späteren Werk berichtet werden. Es wird den Titel *Hagel, der auf Föhren fällt* tragen und sicher noch vor Son-

nenaufgang erscheinen. Wo, ist, wie das meiste, ungewiß.
Trotz der oben gemachten Erfahrungen sind wir seitdem immer wieder zum Zelten in die weite und nähere Welt gefahren und haben das eigentlich nie bereut. Mein Sohn hat so seltene Fertigkeiten wie einen italienischen Morgengruß (»Bon schono«, manchmal auch »Bon Jovi«) gelernt, er kann bei Gegenwind ein Feuer machen, und das nur mit einer Flasche Brennspiritus, einem Feuerzeug und dem Inhalt unseres Schlafzeltes. Er weiß jetzt, daß man Tintenfische vor dem Verzehr schlägt, Tomaten aber nicht, daß man dicke weiße Onkel am Strand nicht fragt, warum sie so scheußlich fett sind, will man nicht mit einer Bratpfanne über den ganzen Campingplatz gejagt werden. Er weiß jetzt, daß sich auch ein noch so leichter Weißwein, wiewohl dem Apfelsaft ja optisch täuschend ähnlich, in einem vierjährigen Magen doch ganz anders als dieser verhält und anschließendes Duschen mit Kleidung nach sich zieht, und noch vieles Nützliches mehr.
Insofern kann ich nur jedem raten, mit seinen Kindern einen Campingurlaub zu unternehmen, wenn auch, bitte, nicht auf den Plätzen, auf denen wir zu siedeln gewohnt sind. Denn, mal ehrlich, wer findet schon die Kinder anderer Leute süß? Im eigenen Zelt? Morgens um vier? Na?
Ich danke für Ihre diesbezügliche Nachsicht.

19 — Sie sprechen. Mit.

»Reden ist nicht Sagen und Hören nicht Verstehn …«

Rodgau Monotones, die deutsche Antwort auf ZZ Top

Eltern sind schon merkwürdige Leute. Inbrünstig sehnen sie Fortschritte und Entwicklungen ihrer Kinder herbei, aber nur, um sie anschließend vehement verbieten zu können. Ist der kleine Mops endlich aus seiner postnatalen Apathie erwacht und beginnt, Dinge zu begreifen und sie dann in den Mund zu stecken, heißt es: »Faß die Steckdose nicht an!« und: »Nicht das Hundefutter essen!«, kann es krabbeln, tönt es schrill aus Muttermund oder Vatergesicht: »Nicht die Kellertreppe runter!«, läuft es, schallt es ihm hinterher: »Nicht über die Straße!«, und kann es endlich sprechen, lautet die mutmachende, elterliche Quittung: »Halt den Mund!«

So nimmt es nicht wunder, daß viele Kinder bereits in frühester Jugend Entwicklungsstörungen zeigen, die sie später unaufhaltsam in den Strafvollzug oder den Landtag führen werden. Oder in beides, wobei hier ausnahmsweise die Reihenfolge unerheblich ist. Gerade die sprachliche Entwicklung der lieben Kleinen ist ein Vorgang, welcher den Eltern erst pures Entzücken entlockt, schnell aber nackte Angst auslöst, da mit ihr auch die Fähigkeit zu Widerspruch und Meuterei exponentiell wächst, was man natürlich angehörts des niedlichen »Bülbülbül!«, das den Kindermund flieht, erst nicht zu glauben vermag. Wie glücklich war ich, als mein Sohn mich erstmalig scharf ins Auge faßte, kurz überlegte und dann treffsicher und mit dem glücklichen Lächeln desjenigen, der nach scharfem Überlegen endlich die Lösung eines kniffeligen Problems gefunden hat, »Oma« zu mir sagte. Ich war ganz aus dem Häuschen!

Wie soll der Kleine auch komplexe verwandtschaftliche Verstrickungen aufdröseln können, die selbst ich nicht richtig durchschaue. Soll er bereits mit Begriffen, wie »Eidam«, »Schwippschwager«, »Base« und »Großmuhme« hantieren? Ist es nicht viel wichtiger, daß er ein Wort gefunden hatte, mit dem er seinen Erzeuger benennen und damit aus der Masse aller möglichen Dinge und Personen herausheben und direkt ansprechen kann?

Was ein wunderbarer Augenblick! Ich war ihm damit auch begrifflich ein Stückchen näher gerückt, näher, als sein Fläschchen, die Stofftiere oder wildfremde Leute, die sich über sein Wägelchen beugen und Ähnlichkeiten zwischen ihm und dem frühen Nikita Chruschtschow auszumachen meinen. Meine Begeisterung verdunstete dann wie Benzin an der Sonne, als ich feststellen mußte, daß Jakob sein Fläschchen, alle Stofftiere und wildfremde Leute, die sich über sein Wägelchen beugten und Ähnlichkeiten zwischen ihm und Nikita Chruschtschow auszumachen meinten, ebenfalls und ohne Ausnahme mit

»Oma« ansprach und nur die Tatsache, daß auch seine Großmutter später in den Genuß dieser Bezeichnung geriet, nährte in mir die Hoffnung, daß er vielleicht doch intelligenter sein könnte als ein Doppelzentner essigsaure Tonerde.

Das ist auch so eine Sache, die werdende und seiende Väter wie Mütter krempelt, daß nämlich die Intelligenz ihres Kindes über die herkömmlicher Wechselbälger aus Nachbarschaft und Freundeskreis unbedingt herausragen muß, es ist ja schließlich etwas Besonderes. Akribisch und peinlich genau wird das kleine Bündel beobachtet, Tag und Nacht, jede Äußerung protokolliert, jede Bewegung registriert, um nur ja das Aufblitzen einer besonderen Fähigkeit, eines Talentes oder einer Fertigkeit nicht zu verpassen, die dann berechtigten Anlaß zur Hoffnung gibt, sich dermaleinst im Glanze des künftigen Nobelpreisträgers, Präsidenten, Astronauten oder bahnbrechenden Literaten sonnen zu können.

Vermutlich steckt dahinter die Hoffnung der Arbeitsbiene, gerade sie möge doch eine künftige Königin großziehen, um so die eigene wertfreie Existenz im Gewimmel des Ganzen posthum zu verbrämen.

Auch ich mußte mich bezähmen, jenes an mich gerichtete »Oma« nicht als Indiz eines blitzgescheiten Geistes zu werten, der sich ganz ohne meine Mithilfe bereits auf den Weg zum Vorsitz des Fraunhofer-Instituts gemacht hatte. Aber das muß doch nicht sein! Irgendein hoch dotierter Posten an der Spitze

der Max-Planck-Gesellschaft oder die Verleihung des Iffland-Ringes täte es doch auch.
Gerade in meinem Bekanntenoval habe ich es immer wieder amüsiert beobachten dürfen, daß die ersten tonalen Rülpser der Nachkommenschaft die bis dato kontrollierten, von durchaus mittelmäßiger Intelligenz beseelten, ruhig ihren Lebensweg harkenden, ausgeglichenen Menschen jenseits der dreißig, in etlichen Stürmen gereift und ihres Platzes innerhalb der Gesellschaft sicher, in katatonisch zuckende und hyperaktiv speichelnde Stotterer verwandelten, rotwangig und mit fiebrig glänzenden, führerlos in den Höhlen rollenden Augen, die mir mit der Miene des amerikanische Präsidenten, der die Niederwerfung Kubas verkündet, mitteilten, ihr Sohn oder ihre Tochter habe soeben sie selbst mit »Mama« oder »Papa« angesprochen!
Wobei übrigens erstaunlicherweise nicht die sachliche Richtigkeit dieser Äußerung jene Hysterie erzeugt, sondern die Tatsache, daß sie stattfindet.
Ich habe das dann meist mit einem mitleidig-milden Lächeln und einem Freigetränk honoriert, mir aber insgeheim vorgenommen, solche und ähnliche Leistungen meiner Kinder mit dieser konfuzianisch anmutenden »Hauptsache gesund«-Haltung zu quittieren. Als mein Sohn dann zum ersten Mal »Oma« zu mir sagte, zerstob diese Gelassenheit allerdings wie ein vom Hund des Jägers aufgescheuchter Schwarm Enten. Vielleicht verbarg sich hinter der

Verkennung der verwandtschaftlichen Beziehung gar nicht Demenz, sondern das zweite Gesicht? Vielleicht deutete er in diesem frühen Stadium bereits an, mir irgendwann Enkel schenken zu wollen? Aber warum dann »Oma«? Sah er etwas, das ich nicht sah?

Würde ich etwas Grundlegendes an mir ändern müssen, um Kindeskinder auf meinen mürben Knien schaukeln zu können? Ich ging gleichermaßen stolz wie beunruhigt zu Bett. Als mein Sohn dann in der Folgezeit wirklich alles und erst sehr viel später dann auch noch seine Großmutter als »Oma« bezeichnete, kehrte wieder etwas Ruhe in meine aufgewühlte Seele ein.

Die Entwicklung der Sprache setzt ja mit diesem herzallerliebsten Blubbern ein, das ein wenig an überkochendes Teewasser erinnert und das für alle Beteiligten, vor allem für die Gegenübersitzenden, erst richtig schön wird, ist die Mundhöhle des Kleinen nicht nur mit Zunge und Speichel, sondern auch mit Möhren- oder Bananenbrei zum Bersten gefüllt. Hier ist Kommunikation dann so flächendeckend, wie sie in der Folgezeit nie mehr sein wird.

Gerade brillentragende Elternteile meiden in Hinkunft oft gemeinsame Mahlzeiten und die damit verbundenen Gespräche und werden zu Unrecht als eigenbrötlerisch und verschlossen diffamiert. Wer aber je beim Optiker seine Brille im Ultraschallbad von versteinerten Möhrenbreisedimenten hat säubern lassen müssen und hernach auch noch, zusätzlich zu den Reinigungsaufwendungen, den Posten »1 Säuberungsapparatur Optoclean Ultra: 478,– DM« auf der Rechnung fand, wird Verständnis entwickeln. Nach dieser Rasensprengerphase tritt das Kind in die tonale Vokalabteilung mit bisweilen semikonsonantischem Einschlag ein. Hier wird die insgesamt besprühte Fläche kleiner, was die Erziehungsgenötigten beim Mittagessen wieder ein wenig näher rücken läßt. Die lautlichen Äußerungen erreichen die Qualität von »lalalala«, ja manchmal gar »löblöblöblö«. Nun aber bereits Rückschlüsse auf die hinter diesen Rudimenten schlummernde Intelligenz oder den Charakter zu ziehen, gilt zurecht als vermessen, sprachen doch etwa Elisabeth Tessier oder Adolf Hitler zeitlebens ähnlich. Bemerkenswert ist in jedem Fall, daß diese Laute nicht erzeugt werden, um Inhalte zu vermitteln, sondern einzig, um sich an der elterlichen, noch nicht entzifferbaren Geräuschmelange zu beteiligen. Da »löblöblöblöblö« immer eine geradezu peinliche Begeisterung generiert, wird das Kind damit nicht aufhören, beginnt aber bereits in diesem frühen Stadium im gleichen Maße an den Geisteskräften seiner Eltern zu zweifeln, wie jene die seinigen als offenbar übermäßig entwickelt einschätzen.

Nun beginnt für die Eltern eine spannende Phase. Nachdem sie, von keiner gesicherten Erkenntnis bestärkt, zu der Auffassung gelangt sind, ihr Kind spräche, gilt es jetzt herauszufinden, was.

Sie beginnen in geradezu rührender Weise, die Gesichtsfürze der Kleinen etwaigen Dingen, Tätigkeiten und Personen zuzuordnen, wobei sie sich einzig und allein von der lautlichen Gestalt jener Geräuscheruptionen leiten lassen.

»Lalalala« wird unter diesem Eindruck natürlich zu »Lambrusco«, »löblöblöblö« heißt natürlich »Lösungswort« und »bülbül« ist ein dem Spatz verwandter Vogel auf Mauritius. Das Kind hingegen meint mit »lalalala« nichts weiter als »lalalala« und ist ob der damit ausgelösten Begeisterung und Interpretationswut verstört.

Diese Verstörung hält sich bis lange nach der Pubertät, mindestens aber bis zum dreißigsten Geburtstag. Innerhalb dieser Phase erkennt das Kind aber, daß man nicht einfach zum Spaß und weil es das Ohr erfreut mit dem Mund Geräusche machen darf, sondern daß Information verlangt wird. Geräusche mit Informationsgehalt, sofern sie mit dem Munde oder anderen verwandten Körperöffnungen unter Mitarbeit von Zunge und, so es zur Verfügung steht, Gebiß geformt werden, nennen wir Wörter.

Wörter sind aber zuallererst jeglichen Spaßes entkleidet, sie bedeuten (und bewirken damit) etwas und sind deshalb absolut unkindlich.

Das verstehen Erwachsene nicht. Nie.

Und deshalb reden sie mit Kindern.

Unaufhörlich.

Benutzen sie, entgegen der herrschenden pädagogis-

chen Lehrmeinung, selber Laute wie »löblöblöblö«, haben sie das Gefühl, sich herab begeben zu haben, hernieder gestiegen zu sein auf die intellektuelle Stufe eines Wesens, das noch nicht einmal seine Verdauung im Griff hat. Daß sie damit allerdings die Etage der lautlichen Lust um ihrer selbst willen, des Vergnügens am Geräusch, der reinen Musik also erklommen haben, entgeht ihnen natürlich vollkommen.
Deswegen sind sie ja auch erwachsen.
Leider werden auch Kinder erwachsen, und sie lernen vieles und oft nicht das Beste durch Nachahmen und gehen dabei ihrer angeborenen Fähigkeiten nur zu oft verlustig. Sie merken, daß ihr »löblöblöblö« irgendwann nicht mehr Begeisterung sondern Enttäuschung seitens ihrer Vorgesetzten auslöst, und beginnen folgerichtig, Dinge beim Namen zu nennen. Waren die Eltern bisher bereits aus dem Häuschen, geraten sie jetzt völlig aus der Stadt. Es begreift!
Was tut es da zur Sache, wenn die Trefferquote bisweilen verschwindend gering ist. »Mama« und »Papa« beschreibt alles, was sich bewegt, einem die stuhlgebeizte Windel entfernt und Nahrung beschafft. »Ja« wird mit einem Kopfschütteln vorgebracht, eine seltene Koordinationsleistung, und bedeutet »obwohl«. »Nein« wird durch einen schrillen Schrei und im Verbund mit ruckartigem Zurückwerfen des ganzen Körpers illustriert, was die Nachbarschaft und, wenn es dessen traditionell dünne Personaldecke zuläßt, das Jugendamt auf den Plan ruft.

»Hamm« bedeutet »Essen«, was die Bürgermeister dieser Städte natürlich nicht gern hören, aber auch »Trinken«. »Bah« bedeutet alles, was Spaß macht, die Eltern aber nicht gerne sehen, vor allen Dingen alle Stoffe, mit denen sich wunderbar schmieren und kneten läßt, nicht zuletzt jener, der einen immer untenrum verläßt und den man dann oft so lange in Form sitzen muß. »Ti« meint nicht die kleine Golfballstütze, sondern »Tee«, »Tao« keine philosophisch hinterfütterte Weltanschauung, sondern »Kakao«, und »Buff« ist kein amerikanischer Politiker und Amtserbe, ohne Zähne ausgesprochen, sondern illustriert den Sturz mit geöffnetem Mund in ein Kopfkissen und stellt eine Aufforderung zum Spiel dar. »Ei« meint sowohl die Hühnerfrucht als auch die Aufforderung zum Streicheln, »Sasa« bezeichnet nicht die Gabor, sondern den Wellensittich Balthasar, und den Mund mehrmals tonlos auf- und zuklappen heißt »Fisch«.

Haben die Eltern das alles und noch etwas mehr entschlüsselt, wird es meist Zeit, sich für die Abiturfeier des Kindes umzuziehen. Kinder begreifen in ihrem Bemühen zu gefallen und sich das eigene Los zu erleichtern schnell, daß in der Wortbildung ihre Zukunft liegt. Sie beginnen zuzuhören. Oftmals besser, als es den Altvorderen lieb ist. Auch beginnen sie, die in ihnen schlummernde Kreativität in die Bildung von Wörtern einfließen zu lassen, sie bauen auf das Erlernte auf, oft mit erstaunlicher Logik.

Diese Logik führt dann den Erwachsenen wiederum vor Augen, wie sehr doch das vermeintlich so Logische der Sprache auf Konventionen beruht, und nicht selten sind die von den Kindern vorgeschlagenen Lösungen schöner und in sich stimmiger als alles, was Eltern zu diesem Thema einfällt.

Jakob hatte gelernt, Mutter und Vater mit »Mama« und »Papa« anzureden. Deren Eltern, seine Großeltern, waren demnach folgerichtig »Moma« und »Popa«. Ich fand das ganz wundervoll, und es hielt sich so lange, bis er Kontakt zu anderen, älteren Würmern aus der Umgebung bekam, deren kindlicher Sinn für das Schöne schon stärker erodiert war. Dafür brachten sie ihm anderes bei. Seit dieser Begegnung wohnen Wörter in unserer Familie, von deren Existenz selbst ich nichts geahnt habe, deren Gehalt sich unserem Sohn hoffentlich noch nicht erschließt, die aber, in der falschen Umgebung, etwa auf einer Beerdigung oder in Gegenwart von älteren Damen geäußert, wohl zumindest die Staatsanwaltschaft einschalten würde, wenngleich es auch fast ausschließlich Begriffe aus dem Gebiet der Anatomie im weitesten Sinne sind.

»Moma« und »Popa« gingen den Weg allen Fleisches und wurden durch »He!« und »Hallo!« ersetzt. Und ich unterband fürs erste den Kontakt zu Gleichaltrigen, sollte es doch bei uns zu Hause für einen zufällig unter dem Fenster Vorbeigehenden sprachlich nicht wie in einem irakischen Frontbordell während der

Happy Hour zugehen. Es hat eine Weile gebraucht, bis ich das alles seinen Großeltern erklärt hatte.

Nach der Bewältigung ganzer Wörter taucht das Kind in das Geheimnis des ganzen Satzes ein.

Natürlich nur so weit, wie es die Eltern lassen, will sagen, gerade so weit, wie sie dies Metier beherrschen. In Familien, die an der weit verbreiteten Verbenallergie leiden, tauchen gerne Sätze auf wie »Kann ich mal die Butter?« Das ist um so erstaunlicher, bestehen doch die ersten Sätze der Kleinen nur aus Infinitiven, also Verbformen. »Pippi machen!« bedeutet: »Ich könnte jetzt durchaus ergiebig auf die Toilette gehen. Würde mich jemand begleiten und mir eventuell das Beinkleid lösen?« Dies nur zum Beweis, daß dem Kleinkind Verben durchaus geläufig sind. Aber plötzlich, mit wachsender Komplexität des sprachlichen Inventars, verlieren sie sich bis unter die Nachweisgrenze und sind nur unter Mühen wieder hervorzulocken.

Mein Vater vermutete, daß dieses auch bei mir zu beobachtende Verhalten damit zusammenhänge, daß »Verben« im Deutschen mit »Tu-Worte« übersetzt werden und ich schon in frühester Jugend allem Tun aus dem Wege gegangen und stärker dem Lassen zugeneigt sei.

Ich lasse das mal dahingestellt sein, möchte aber anmerken, daß ich mittlerweile zu den Verben zurückgefunden habe.

Kinder verfügen über eine besondere Merkfähigkeit, gerade was elterliche Sätze oder idiomatische

Wendungen angeht. Besonders gern merken sie sich allerdings Sachen, die im Zorn oder Affekt geäußert wurden und zwar genauso intensiv, wie der Entäußerer es gerne wieder vergessen würde. Gerade jetzt sollte man beispielsweise am Frühstückstisch mit einer spöttischen Würdigung der Nachbarsgattin hinter den Berg halten, soll ihr nicht umgehend aus dem Munde meines Sohnes Aufklärung darüber zuteil werden, wie sie in meiner Familie ankommt. Schon so manches über Jahre gewachsene Verhältnis konnte so nachhaltig getrübt werden. Ich sage nach einem diesbezüglichen Vorfall nicht mehr »egomane Qualle« beim Frühstück. Übrigens auch nicht beim Mittagessen. Vielleicht nachmittags, beim Kaffee. Aber nur, wenn es stimmt.

Ich wurde einmal Zeuge, wie ein mittelmäßiger, infolge chronischer Fernsehpräsenz durch eine stählerne Ego-Korsage gestützter Provinzmime sich gegenüber dem Personal wegen ihn offenbar störender Bedingungen während einer Tonprobe in besonders affektierter Weise alterierte, und erzählte das natürlich im Wortlaut und szenischem Gewande umgehend zu Hause. Am nächsten Mittag, als ich Jakob vom Kindergarten abholte, teilte mir die immer noch leidlich verstörte Kindergärtnerin mit, mein Sohn habe sich, offenbar durch zu lautes Spiel seiner Mitinsassen erregt, vor ihr aufgebaut, die Händchen in die schmalen Hüften gestützt, sie streng fixiert und gesagt: »Ich kann so nicht arbeiten, ich reise ab!«

Dann habe er auf dem Absatz kehrtgemacht und den Kindergarten ohne Hut und Mantel verlassen.
Erst einige Sekunden später habe sie sich aus ihrer Erstarrung gelöst, sei ihm nachgeeilt und habe ihn gerade noch daran hindern können, einen Bus in die Innenstadt zu besteigen.
Seitdem erzähle ich der Einzigen erst von meinen Erlebnissen, wenn die Kinder im Bett sind. Für das Frühstück überlegen wir uns dann eine bereinigte Version.
Man darf sich über nichts mehr wundern.
»Opa, du bist ein Loch. Das davor darf ich nicht sagen«, teilte unlängst der Sohn einer Nachbarin seinem Großvater mit. Ich sprang dem alten Manne bei und sagte: »Er meint … ö … Spund!«
Der Großvater dankte verhalten, schüttelte den Kopf und entfernte sich mit einem letzten argwöhnischen Blick in mein lächelndes Antlitz.
Er hatte jetzt eine Menge nachzudenken. Warum war er ein Spundloch? Was ist ein Spundloch? Hatte das nicht irgendwas mit Fässern zu tun? Irgend etwas Unanständiges, vielleicht? Warum darf man in diesen Zeiten nicht einmal zu nahen Verwandten »Spund« sagen? Was ist das überhaupt genau, ein »Spund«? Und warum wußte das der wohlerzogene junge Mann so genau? Und er nicht? Was wurde hier gespielt? Wo, zum Teufel, steckt das Testament?
Allerliebst hingegen ist es, wenn die aufgeweckten Kleinen Worte in ihren Sprachschatz aufnehmen,

die für den Moment etwas zu kompliziert sind, zu schwierig zu sprechen, jedoch gerade kein gängiges oder erprobtes Synonym existiert. Mein Sohn ist, wie Millionen Kinder und Erwachsene zurzeit auch, der Faszination des Jura und der Kreidezeit erlegen, und zwar vor allem deren Fauna, und dies zur Gänze. Anders als die meisten Erwachsenen, die immer noch glauben, die beeindruckendsten Dinosaurierskelette seien unter dem Spielberg gefunden worden, weiß mein Sohn, daß der Jura keine Studienrichtung und die Kreide nichts zum Malen ist, sondern daß es sich hierbei um Erdzeitalter handelt. Und in diesen lebten diese wundervollen großen, sanften wie furchteinflößenden Tiere, deren Kunststoffmodelle seine Schränke bevölkern.

Leider haben die sehr anstrengende Bezeichnungen, so daß er sich bei deren Benennung zunächst mit Vornamen aus seinem Bekanntenkreis behalf. Als aber die Saurierpopulation an Zahl die seiner Freunde überstieg, mußte er zwangsläufig zu den wissenschaftlichen Namen Zuflucht nehmen. Es ist zauberhaft, wenn er im Kreise seiner winzigen, erstaunlich naturgetreuen Nachbildungen sitzt und sie mir mit feierlichem Ernst in der Stimme einzeln vorstellt, natürlich ohne Punkt und Komma: »Das hier also der mit den großen Zähnen ist ein Thesaurusrex ein Fleischfresser ganz kleine Arme aber sehr fürchterlich aber nicht immer zu seinen Babys ist er natürlich lieb natürlich also die Mama der Papa ist jagen er jagt immer Fleisch was an den anderen Dinosauriern dran ist an den Pflanzenfressern das ist so einer das ist der Trizzertops mit den Hörnern hier und dem Helm auf der kann sich wehren wenn der Thesauruspapa ihn angreift deshalb ißt der auch gerne Aas das sind tote das ist totes Fleisch das liegt so rum und wird schlecht dann mag der das am liebsten aber seine Babys nicht die wollen frisches Fleisch und dann muß er noch mal los wie du wenn du wieder die Milch vergessen hast und immer sagst wir trinken dir die Haare vom Kopf das sagt der Thesaurusrex dann auch immer und das hier ist der … der … der hat einen langen Hals damit er an die hohen Blätter kommt der Langhals eben Diplolokus oder so der frißt oben in den Bäumen immer und dann schmeißt er sie um die Bäume und der Raptor hat so eine Kralle unten und muß aufpassen daß er sich beim Laufen nicht immer ins Schienbein schneidet weil die ham keinen Dokter Römich weil …«

Dr. Römich ist unser Kinderarzt. Er hat Monate gebraucht, bis er Jakobs Vertrauen besaß, ist jetzt aber der Retter in allen Lebenslagen und eine unbedingte Respekts- und Vertrauensperson, deren Autorität die meinige oft überflügelt. Womöglich würden die Dinosaurier heute noch unter oder besser: über uns wandeln, hätten sie damals einen wie ihn gehabt.

Auch hat Jakob beobachtet, daß sich die Mama morgens gerne aus so einer kleinen Flasche einsprüht, dann kurz an ihrem Handrücken riecht und

»Aaach!« macht, und der Papa tritt dann oft hinter sie und schnuppert auch und küßt sie. Das fand Jakob toll, und er fragte mich, was denn in der Flasche drin sei, »daß du die Mama plötzlich so doll lieb hast?«
Ich erkläre ihm natürlich zuerst, daß ich die Mama immer lieb habe, ständig, sogar wenn ich schlafe oder irgendwo arbeite – »Dann auch?«, »Dann auch, ja, sicher!« –, ohne Lock- oder Botenstoffe, aber er sah mich mit diesem Blick an, der alles bedeuten kann, oder auch gar nichts, in seinem Fall aber immer alles bedeutet. Dann erklärte ich ihm, daß Menschen gerne gut riechen – »Da soll man sich doch waschen!« - ja, sicher, aber nach dem Waschen kann man sich dann zusätzlich noch mit Parfum einduften, was einem noch einen zusätzlichen Reiz verleihe, trüge man es nicht zu stark auf.
Ja. Genau.
So.
»Ich möchte auch so einen … einen zugesetzten Reiz!«, sagte mein Sohn, »nach dem Waschen, und ich will es auch nicht stark tragen. Will ich nicht. Kann ich auch ein Pommföh haben?«
Welcher Vater, und hätte er ein Herz aus Glimmer, könnte sich diesem Wunsche versagen? Pommföh! Pommes feu! Brennender Apfel oder so ähnlich für Leute mit Spanischkenntnissen! Hinreißend.
Natürlich hat er dann sein Pommföh bekommen, einen dieser Düfte, die man bevorzugt auf protestantischen Herbstbasaren im Zuge einer hochpreisig

ausgestatteten Tombola zum Wohle des Notenwartes der Gemeinde gewinnen kann. Nun wird also bei uns nicht mehr gesprochen wie in einem irakischen Frontbordell während der Happy Hour, aber es riecht so. Aber ich bin Ohrenmensch, ich kann das aushalten. Noch.

Was jetzt folgt, unausweichlich folgt, ist die Fragephase, deren Ende nicht abzusehen ist. In der einschlägigen Literatur ist sie die Epoche, in der die Eltern, von innerer Freude glühend ob des Wissensdurstes ihres Sprößlings, das Kind behutsam an die Hand nehmen und es durch die vielfarbige Wunderwelt führen, die nun sein Zuhause ist, froh, es an ihrem über Jahre angehäuften, glitzernden Erfahrungsschatz teilhaftig werden lassen zu dürfen.

Wie immer gestaltet sich die Wirklichkeit jenseits literarischer Überhöhung leidlich anders. Das erste, was Vater und Mutter mit der Intensität und Plötzlichkeit eines Kugelblitzes klar wird, ist, daß sie kostbare Jahre ihres verrinnenden Lebens damit zugebracht haben, völlig nutzloses Wissen und sinnlose Fakten, Fakten, Fakten anzuhäufen, aber keinerlei Antworten auf die drängenden Lebensfragen eines Heranwachsenden parat haben. Eine niederschmetternde Erkenntnis!

Wieso läßt sich Wasser nicht stapeln? Wovon träumt eine Schnecke im September? Weint Weingummi? Können Bäume riechen? Wer knipst am Morgen die Sonne an? Wenn die Erde sich dreht, wieso wird uns nicht schlecht? Und warum spüren wir keinen Fahrtwind? Woher weiß der Postbote, wo wir wohnen? Wenn Strom fließt, wieso tropft er nicht aus der Steckdose? Wer gibt den Dingen ihre Namen? Warum lebt die Geranie, der Spaten aber nicht? Warum ist die Tüte von Magermilch genauso dick wie die von normaler? Sind Steine kitzelig? Warum heißt Krieg »Krieg« und nicht »Nimm«? Warum gibt es böse Menschen, haben die keine Eltern? Wieviel Zeit ist zwischen den Jahren? Warum heißen braune Menschen »Farbige«? Und beige Menschen »Weiße«? Wie atmet ein Fisch, wo der doch den Mund voll Wasser hat? Wie kann ein so großes Tier wie der Tyrannosaurus Rex aussterben, aber die Spitzmaus überlebt? Um wieviel länger ist der lange Donnerstag als ein normaler? Gibt es etwas zwischen »richtig« und »falsch«? Wieso müssen Bienen sterben, wenn sie gestochen haben, nur um sich zu wehren? Wie geht ein dicker Mann aufs Klo? Die Tiere, die wir essen, waren doch alle alt und krank, oder? Warum haben wenige Menschen alles und die meisten nichts? Warum ist in Australien an Weihnachten Sommer? Wie soll der Weihnachtsmann in seinem Schlitten denn dahin kommen? Wer macht denn nun was: das Christkind, Sankt Nikolaus, der Weihnachtsmann? Was passiert mit den Menschen, wenn sie gestorben sind? Gibt's nicht vielleicht eine Rutsche vom Himmel runter, daß man sich mal besuchen kann? Sind die Dinosaurier jetzt auch im Himmel und muß man dann keine

Angst haben, wenn man da hoch muß? Wieso ist Wasser stark, so ohne Muskeln?

»Ja. Äh ... So. Schau doch mal, ob du deiner Mutter nicht etwas in der Küche helfen kannst.«

So gehen doch die meisten kindlichen Fragestunden zu Ende. Und dann stürzt Vater, nachdem er sanft die Tür hinter seinem enttäuschten Kinde geschlossen hat, hektisch an das Bücherregal und sucht mit fliegenden Fingern Informationsfetzen zusammen, betätigt mit dem Fuß die Fernbedienung des Videorekorders, um diese Dokumentation der BBC über das Planetensystem noch rasch anzuschauen und tritt endlich, in der Frage der Erdrotation wie der Jahreszeiten einigermaßen präpariert, vor das Kind, welches gerade den Waffelteig von den Mixerrührstäben lutscht, öffnet den Mund, um seinen Sohn in die Geheimnisse der Ekliptik einzuweihen, da spricht das Kind: »Papa, wieso sind da Angeln an der Tür, aber keine Fische?« Der Mund klappt zu, das Auge bricht, der Vater macht auf dem Absatz kehrt, das Diktum der Gattin noch im Rücken: »Wenn er Dich schon mal was fragt, dann könnte der Herr sich ruhig mal die Zeit nehmen, seinem Sohn zu antworten!« und flieht in den warmen dunklen Schoß seiner Bibliothek.

Schon mal was fragt!! Mal!!! Was heißt hier »mal«? »Mal« heißt auch Stigma! Welchem sägemehlvernebelten Tischlerhirn fiel ein, die Scharniere an den Türen »Angeln« zu nennen! Warum nicht »Käscher«, »Netz« oder »Harpune«? Ist es zu viel verlangt, daß die verschiedenen Berufsgruppen ihre verschiedenen Erzeugnisse auch verschieden benennen? Warum verschwendet niemand auch nur einen Gedanken an die Erzeuger des Nachwuchses, die Generation für Generation immer wieder aufs Neue Schneisen in den Dschungel der jeweiligen Begrifflichkeit schlagen müssen?

Und während sich Frau und Kind in trauter Zweisamkeit mit heißem Kakao und frischen Vanillewaffeln und Puderzucker ins Wohnzimmer vor das prasselnde Kaminfeuer zurückziehen, wälzt der Vater wie entfesselt Enzyklopädien, Lehrwerke der Türschreinerei, etymologische Wörterbücher und Angelliteratur und weiß, daß, sollte er wider jede Vernunft sich der Antwort jener Frage auch nur auf Sichtweite genähert haben, schon die nächste und nächste und nächste ihre drohenden Schatten vorauswirft. Dieses Faß ist ohne Boden, dieser Weg ist ohne Ziel, eine Möbiusschleife, eigentlich für Sisyphos vorgesehen, diesem aber im Zuge eines göttlichen Gnadenaktes erlassen, so daß der Vater jetzt diese Suppe auslöffeln darf. Mit einer Gabel. Bis an das Ende seiner Tage.

Türangel. Angelschein. Scheinbar. Bartender. Tenderlokomotive. Lokomotivführer. Führerlos. Losverkäufer. Verkäuferinnen. Innenraum. Raumanzug. Anzugjacke. Jacke wie Hose...

»Ich hab's gleich!«

20 — Kinder, Geburtstag!

»Papa, warum werde ich eigentlich älter?«
»Ja, öhm, ... damit ... weil ... weil Du doch sicher mal einen Beruf haben willst, und Kinder und Auto fahren und Geld ..., öh ...«
»Nein.«
»Dann gibt es keinen Grund.«
»Ach so. Klar, Papa. Danke, Papa, ich geh raus, spielen.«
»Geh du nur, Schatz, geh nur.«

Ein Vater wird wieder ohne Antwort erwischt und resigniert in Liebe

»Nein, wie die Zeit verfliegt!«
Das ist auch so ein Satz von meiner Omma. Ommas bestehen ja, rein statistisch gesehen, zu etwa fünfundsiebzig Prozent aus Sätzen – in der Natur ist dieser Anteil sicher größer – und zu fünfundzwanzig Prozent aus Kleidung. Der Rest ist Wasser. Meine Omma, die Mutter meiner Mutter, war eine besondere Frau. Zuallererst hörte sie dieses Wort (also nicht »Frau«, sondern »Omma«) keinesfalls gern, es klang ihr zu rauh und zu ruppig. Sie wäre gern »Großmutter« genannt worden, aber der Wind des Schicksals hatte sie bereits als junges Mädchen aus den Revieren des Wortes »Großmutter« in und um Siegen herum in die Niederungen der Sprache, das Ruhrgebiet, die angestammte Heimat des Wortes »Omma« geweht, und hier siedelte sie seither.

An »Omma« war nicht zu rütteln, wiewohl sie zeit ihres Lebens versuchte, wenigstens das abgemilderte »Oma« bei ihren Enkeln durchzudrücken, was mißlang.
Das war aber auch die einzige Gelegenheit, bei der ich sie habe resignieren sehen, in allem anderen, auch und gerade, was die Sprache anging, zeigte sie sich unbeugsam. Sie versagte sich zur Gänze jener Rechtschreibreform, die, in den Anfangsjahren des letzten Jahrhunderts erlassen, die Schreibung von »Tür« und Tor« mit »th« verbot, weil sie der Auffassung war, und darin folge ich ihr bedingungslos, daß ein Wort nicht nur Klang besitzt, nicht nur organisiertes Geräusch darstellt, sondern auch Anrecht auf eine würdevolle äußere Gestalt hat. Der anmutige Begriff »That« verkommt durch die Streichung des »h« zur reinen Tätigkeit, würdelos und ohne Konzept, ja wen wundert's, daß daraus dann sogar Tätlichkeiten erwachsen können. Der Weg in den Ersten Weltkrieg scheint hier bereits vorgezeichnet.
Das herrschaftliche »Thun«, bei uns nur noch als Vorsilbe eines Speisefisches gebräuchlich – welch Verfall von Sprachkultur! – verkommt ohne »h« zum bloßen Gegensatz von »Lassen«, wie ärmlich!
Dies alles wollte meine Großmutter (weil sie es doch so gern mal gehört hätte!) nicht mittragen. Sie war als Lehrerin an einem Lyzeum tätig, auch so ein schönes Wort, welches die sprachlichen Gleichmacher dann schamlos zu einer »Höheren Lehranstalt für noch höhere Töchter« umbrachen.

Auch stand meine Großmama mit der ihrer Meinung nach willkürlichen Artikelvergabe im Deutschen auf Kriegsfuß. Ein so wesentliches Gewürz wie etwa Salz als Neutrum zu behandeln erschien ihr grotesk. Gerade seine Fähigkeit, etwas überdosiert ganze Mahlzeiten ungenießbar zu machen, ja vergiften zu können, erschien ihr als zutiefst männliche Verhaltensweise, weswegen sie immer »der Salz« sagte, was den anderen Sprechern, wenn überhaupt, nur im Nominativ und im Akkusativ auffiel, selten aber im Gespräch.

Sie war der felsenfesten Überzeugung, daß der Artikel eines Wortes von dessen Wesen abhängen müsse, schließlich begleite er es überallhin und werde stets vor demselben genannt, was dem Sprecher, gerade dem nicht muttersprachlichen, wertvolle Hinweise, den Charakter des Wortes betreffend, geben könne. Doch leider hat sich diese wundervolle Auffassung innerhalb der Germanistik nie recht durchsetzen können; auch sie keine Wissenschaft, die zu verstehen sucht, sondern offensichtlich allein an der Katalogisierung sprachlichen Unfugs und der Zementierung desselben interessiert ist.

Doch wiewohl daran oft verzweifelnd, versagte sich Großmutter nie das Gespräch, sie sprach gern und oft und schrieb auch viel. Einige wunderbare Wörter, auf die ich heute noch sehr gerne zurückgreife, habe ich von ihr, etwa das großartige »apart«, welches den Gipfelpunkt aller Scheußlichkeit charakterisiert, wie auch »blümerant« – so fühlt man sich beispielsweise während einer Schiffsreise, wenn der stählerne Koloß unter dem Einfluß einer hinterhältigen Dünung sanft über Quer- und Längsachse zu rollen beginnt und der eigene Magen nicht gewillt ist, diese Bewegung mit Unterstützung des Innenohres auszugleichen. Einer ihrer stärksten Flüche war »Verdorricht noch eins«, was sehr schön mit dem »Bomben, Granaten, Schuhnägel, Krawatten, Sack und Pfeiff« meines Vaters harmonierte. Und natürlich war sie ein Quell jener wunderbaren oder auch scheußlichen Sätze, die wir alle so gut kennen, Sätze, die wir in unserer Jugend alle haben erdulden müssen und mit denen wir, nun selber im Besitz von Kindern, auf sie einteufeln werden.

Meine Omma hatte zudem die Gabe der Prophetie, was bei Angehörigen der Kriegsgeneration nicht ungewöhnlich ist, wobei es keine Rolle spielt, welcher Krieg zu Zeiten der entsprechenden Generation gerade stattfand. Sie sagte zum Beispiel gerne zu mir: »Du wirst dich noch umgucken!« Ich wandte mich lachend ab, doch kaum querte ich zehn Minuten später und natürlich aushäusig eine viel befahrene Straße, zack!, schaute ich mich um.

Sie hat das gewußt! Eine schönere Kombination von zweitem Gesicht und dritten Zähnen in einer Person ist mir seitdem nicht mehr begegnet.

Und eben auch: »Nein, wie die Zeit verfliegt!«, wiewohl es mir oft scheint, als bewege sich Zeit eigentlich nicht, sondern wir uns durch jene, oder vielleicht kräuseln wir sie auch nur, wie die Gabel des Konditors die Oberfläche einer Donauwelle. Sei es, wie es sei, jedenfalls hallte mir der Satz meiner Omma in den Ohren, als sich die Einzige und ich inmitten der hektischen Vorbereitung zu unserem, vielmehr Jakobs, ersten Kindergeburtstag wiederfanden.

Mein letzter Kindergeburtstag lag etliche Jahre zurück, und ich weiß nur noch, daß ich eine grotesk verpackte Tafel Schokolade mit Messer, Gabel, Mütze, Schal und Handschuhen entblättern mußte, und zwar nur dann, wenn ich zuvor eine Sechs würfelte. Was ein idiotisches Spiel! Für wie blöd wird man eigentlich als Kind gehalten?
Im Jahr darauf hatten wir dann schon Bier getrunken und uns hernach in den Swimmingpool der verreisten Gastgebereltern erleichtert.
Nun, wir haben keinen Swimmingpool und nur wenig Bier im Haus, welches ich auch nicht mit meinem Sohn zu teilen gedenke, und zwar so lange nicht, bis er seine Füße auf meinen Tisch legt, und das dauert hoffentlich noch.
Was muß man also tun, um einjährige Kinder drei Stunden bei Laune zu halten?
›Das kann doch nicht so schwer sein‹, dachte ich als unterhaltungsgestählter wie erfahrener Gastgeber, ein paar Pappmützen und Luftschlangen, ein Kassettenrekorder voll der gängigen Hits, minder-

wertige Sachpreise für intelligente Geschicklichkeitsspiele und zehn Liter euterwarme Milch sollten doch wohl hinreichen.

Weit gefehlt! Schon der Ansatz war vollkommen falsch, wie ich später erkannte. Einjährige Kinder werden häufiger als man gemeinhin glaubt von ihren Eltern begleitet, eigentlich ständig. Dabei pflegen Eltern zu ihren Kindern ein ähnliches Verhältnis wie die USA zu Deutschland. Auf der einen Seite freuen sie sich an der Selbständigkeit der Gegängelten, auf der anderen trauen sie ihnen nichts recht zu und schon gar nicht über den Weg.

Einjährige Kinder beherrschen bereits alle Fertigkeiten zu richtigem Spiel, also Beißen, Wegnehmen, Schreien, Kneifen, Hauen und Stechen, brauchen also nichts weniger als die ständige Anwesenheit der Altvorderen. Das wollen die aber nicht begreifen, und so fügte es sich, daß wir an jenem Tag nicht nur fünf Kinder im Alter unseres Sohnes zu beherbergen hatten, sondern auch zehn Elternteile, übrigens auch so ein wunderbarer Begriff, der die Bruchstückhaftigkeit von Vater oder Mutter als solitäre Lebensform ausdrucksvoll illuminiert.

Kaum bei uns angekommen, widmeten sich die Kinder sofort intensiv und erfolgsorientiert der Zerstörung unseres Wohnzimmers, während ich vor dem Problem stand, zehn mir völlig unbekannte Erwachsene zu beschäftigen, sie bei Laune zu halten oder besser: sie zur Laune zu bringen. Und dabei duzt man sich auch noch. Hallo Wolle, Svende, Rigobert und Griseldis und derlei abscheuliche Namen mehr. Gesine, Lutz und Lars! Aber was tu ich nicht alles für das Seelenheil meines Erstgeborenen. Annalena, Marita und Andiändy! Hallo.

Zuerst einmal verteilte ich die Papphütchen unter den Eltern, damit etwas gelöste Partystimmung aufkam. Weil ich nur neun Stück hatte und sie keines abbekamen, brachen zwei Mütter und ein Vater in Tränen aus. Ihre besorgten Kinder kamen aus dem Wohnzimmer, trösteten sie, und nach wenigen Minuten war alles wieder in Ordnung. Heide und ich hatten unsere Hütchen abgetreten, und ich hatte Opas Forstkappe aus dem großen Netz der Spinne gefingert, die in unserer Garderobe siedelt. Der Friede war wiederhergestellt. Ich schmollte ein wenig, weil ein Geburtstag ohne Hütchen irgendwie nicht richtig ist, und es war ja meines gewesen, aber Heide gab mir unter dem Tisch drei Gummibärchen und stellte mir in Aussicht, daß ich heute Abend in die Badewanne dürfte, und da war ich wieder lieb.

Heide servierte Kakao und Waffeln mit Schlagsahne, die Tür zum Wohnzimmer öffnete sich kurz, und der kleine Lauritz ermahnte seine Mutter Griseldis, nicht so zu schlingen. Wir aßen mit großem Appetit und erzählten uns Schauergeschichten aus der Krabbelgruppe. Ich zwickte Svende, Maltes Mutter, unter dem Tisch ins Knie, sie konterte, indem sie mir die Smarties vom Teller stahl, die ich am Rande gesammelt hatte. Mit ihr würde ich weder spielen noch sie in meine Mannschaft wählen, das war schon mal klar. Rigobert, der Vater des kleinen Wenzel, blies mir mit einer sich des Luftdrucks wegen bolzenhart entringelnden Kindertröte direkt ins Ohr und lachte anschließend so, daß er vom Stuhl fiel. Die Augentropfen, die er wegen des fehlenden Hütchens eben noch vergossen hatte, waren noch nicht getrocknet, da wurden deren Spuren bereits von Lachtränen hinweggespült. Erwachsene vergessen so schnell!

Gesine, Dominiques Maman, hatte ihren Kakao umgeworfen und fing an zu weinen. Ich wischte ihn mit Rigoberts Strickjacke auf, während er über den Fußboden kroch, um Lars' und Maritas Schnürsenkel zusammenzuknoten, und sie beruhigte sich wieder.

Mittlerweile waren alle aufgetaut, lachten und scherzten miteinander, klauten sich Waffelherzen und Gummibärchen, sprachen mit vollem Mund oder versuchten, sich gegenseitig die Stühle unter dem Hintern wegzuziehen. Wolle, Gesines Gatte, fragte, wo man denn bei uns »Pippi könne«, und während Heide ihn zum Klo brachte und ihm zeigte, wie ein Gürtel aufgeht, fragte ich in die Runde, ob wir nicht was spielen sollten.

»Oooch, nööö!«, maulten einige und fragten, ob wir nicht lieber »Video oder so gucken« könnten, aber als ich sagte: »Ich habe ein tolle, brandneue Spielidee! Noch nie dagewesen!«, verstummte der Widerstand, und alles setzte sich wieder an den Tisch.

»Ich bin fertig!«, rief Wolle vom Klo und Heide ging hin, ihm die Hose zuzumachen. Im Wohnzimmer war alles ruhig. »Etwas ganz Neues, direkt aus Amerika«, rief ich, während ich eine große Kiste, in Packpapier eingeschlagen und gordisch verknotet, auf den Tisch wuchtete.

»Merika, merika!« echote Gesine.

»Ja«, fuhr ich fort, »in dieser Kiste steckt eine Überraschung, alle packen aus …« – ich machte eine dramatische Pause – »… nachdem sie das hier …« – und damit legte ich eine Pudelmütze, Handschuhe, eine dicke Jacke und einen Schal des notorisch erfolglosen örtlichen Fußballclubs auf den Tisch – »... angezogen und beim Reihumwürfeln eine Sechs geworfen haben. Während sich derjenige mit der Sechs anzieht und hiermit …« – ich legte Messer und Gabel daneben – »... die Kiste auszupacken versucht, wird weitergewürfelt und der Nächste …« – »Oder die!«, fiel mir Gesine in den Satz – »… oder die Nächste, die oder der eine Sechs wirft, macht weiter. Alles klar?« »Ja«, antwortete Wolle, »aber wer wirft die erste Sechs?«

»Das entscheidet der Zufall«, sagte ich und hoffte, daß Dominique, sein Kind, die Intelligenz der Mutter geerbt hatte. Dann hatte es zumindest rein rechnerisch eine Überlebenschance. Die intellektuelle Leistungsfähigkeit Gesines reichte immerhin aus, eine Dose Erbsen ohne Eigenblutverlust zu öffnen, und war damit der Wolles um Längen überlegen.

»Was ist’n drin?« fragte Lutz.
»Winterkleidung«, antwortete ich und fing an zu würfeln. Eine Drei.
Ich schob Gesine den Becher zu, sie warf eine Sechs.
»Eine Sechs, eine Sechs!!« rief sie richtig.
»Stimmt, zieh das an und dann versuch mit Messer und Gabel …«
»Her mit den Würfeln!« verlangte Rigobert, der zwei Plätze weiter saß.
»Ich bin dran!«, warf Marita ein und grapschte nach dem Becher, während Gesine versuchte, mit den Fausthandschuhen, die sie sich zuerst angezogen hatte, die Jacke zuzuknöpfen. Ich nahm im Stillen alles zurück, was ich je über ihre geistige Potenz behauptet hatte.
Marita warf ebenfalls eine Sechs, rief darum folgerichtig: »Sechs, Sechs, ich hab eine Sechs!« und zupfte Gesine die Pudelmütze, welche die sich gerade über den Kopf gestülpt hatte, von demselben und sicherte sich mit der anderen Hand das Besteck.
Rigobert fischte nach dem Würfelbecher, brachte aber nur eine Vier zustande und erntete angemessen Spott. Gesine, inzwischen arktisch vermummt, griff beherzt zu Messer und Gabel, als Svende eine Sechs meldete und nach warmer Kleidung verlangte. Lars erklärte ihr darauf, daß das Gesicht ihres Würfels zwar viele Punkte zeige, aber eben nur fünf, was nicht reiche, worauf sie ihm ein Waffelherz mit Schlagsahne auf die runden Brillengläser klebte.

Gesine war mit dem Gesichtsausdruck Clint Eastwoods, als er mit einem Nagelclipser ein Loch in die Wand von Alcatraz rieb, wiewohl ihrer Winterkleidung beraubt, die in der Runde unterwegs zu Wolle war, dem nächsten amtlichen Sechser, damit beschäftigt, die Paketkordel mit der Gabel durchzusägen. Das Messer hielt sie senkrecht in der Faust und damit Marita in Schach. Lars entfernte das Waffelherz von seinem Brillenglas und klebte es unter die Tischplatte. Die neben ihm sitzende Svende war vor Erregung aufgesprungen, und er schob ihr einen Negerkuß unter. Wolle riß verzweifelt mit einer Hand an der Paketkordel, während Heide versuchte, seinen anderen Arm in die Winterjacke zu bugsieren, was durch die Tatsache vereitelt wurde, daß er mit dieser Hand inzwischen das Besteck umklammert hielt. Gerade, als das Innenfutter hörbar riß und die mit Messer und Gabel bewehrte Hand aus dem Ärmel hervorstach, steckte ihm Lars einen weiteren Negerkuß oben drauf, um, wie er sagte, die Verletzungsgefahr zu minimieren. In diesem Moment also meldete Griseldis den nächsten Wurf, der zum Umziehen berechtigte, und Wolle mußte die Hand samt Besteck und Schaumkuß wieder aus dem Ärmel ziehen, wobei der klebrige Zuckermatsch, in den sich die Leckerei alsbald verwandelte, in der Jacke zurückblieb und das in Fetzen gegangene Innenfutter notdürftig fixierte. Griseldis fuhr hektisch in den Ärmel und blieb in dem Innenfutterschaumzuckergemenge stecken, führte das Messer mit der freien Hand und versuchte, das Paket durch die im Munde steckende Gabel auf dem Tisch zu arretieren, was mißlang, so daß sie mit einem gurgelnden Schrei und dem Paket unter den Tisch fiel.

Alle sprangen auf, der strampelnden Altkleidersammlung zu Hilfe zu eilen, nur Svende wurde durch den an ihrer großzügig bemessenen Sitzfläche haftenden Stuhl ein wenig behindert. Der Super-Dickmann, den Lars ihr untergejubelt hatte, war unter dem Eindruck ihres Körpergewichts mit ihrem Steiß und der Sitzfläche eine Verbindung eingegangen, der jener eines handelsüblichen Mehrkomponentenklebers in nichts nachstand, was Haftkraft und -ausdauer anbelangte. Lars mußte sehr lachen. Den Stuhl konnten wir abschreiben. Ich ging die Axt holen. Das Spiel war mir entglitten.

Griseldis hatte sich einigermaßen erholt und fuhr unter dem Tisch fort, das Paketband zu zerteilen, während sich Andiändy bereits hektisch einkleidete. Die Tür schloß sich hinter meinem Rücken.

Als ich mit der Axt wiederkehrte, um Svende und Stuhl zu trennen, wobei ich nicht so sicher war, welchen von beiden ich zerschlagen wollte, bot sich mir ein Bild, daß durchaus auch von Breughel oder Cranach hätte gemalt werden können, wenn die nicht schon so lange tot gewesen wären.

Der Raum stand hüfthoch unter Geschenkpapier, vom ehemaligen Bilderschmuck der Wände kündeten leere Nägel, die allesamt die Köpfe hängen ließen, als seien sie mit Gewalt dessen beraubt worden, was sie einst hielten. Die Vorhangstange war heruntergekommen, und der Vorhang deckte nun einen faßähnlichen Hohlkörper, der entfernt an Wolle erinnerte und vielleicht sogar ein Tapirjunges barg. Die Stühle waren sämtlich umgestürzt und unbemannt, bis auf den, welchen Svende zwangsbebrütete, allerdings war sie mit ihm am Gesäß nach hinten gestürzt und lag in jener Haltung auf dem Rücken, in der ich sie während des Geburtsvorbereitungskurses kennengelernt hatte und der eine Niederkunft unter unwirtlichen Bedingungen im Herzen Namibias täuschend echt simulierte. Griseldis saß in einem Haufen Lumpen unter dem Tisch vor der erbrochenen Kiste und schob sich Riegel um Riegel der Schokolade, welche die in dem Karton enthaltene Überraschung darstellte, in den bereits zum Bersten gefüllten Mund, wobei sie sich nicht die Mühe des neuerlichen Auspackens machte. Ab und zu strich sie sich eine Strähne zuckerschaumverklebten, bretharten Haares aus der verschmierten Stirn und starrte glasbausteinernen Blickes bockblöd in die Zimmerecke. Dort lag ihr Gatte Andi, der jeden, der ihn mit diesem Namen anredete, in nervschlachtender Weise in Richtung auf die anglisierte Version von Andi, eben Ändy, verbesserte, und schnitzte mit dem Messer seinen letzten Willen in die Fußleiste. Lutz und Gesine saßen auf der vom ehemaligen Packband in die Form einer Kohlroulade gebrachten und seemännisch beknoteten Marita, die nur ab und an einen kleinen Seufzer von sich gab, und leckten Reste von Aluminiumpapier aus, auf der Suche nach Überbleibseln von Trauben-Nuß-Schokolade. Rigobert stand mit dem Gesicht zur Wand in der Ecke, das Gesicht von sechs Waffelherzen mit Schlagsahne ebenso schwer gezeichnet wie die Gesäßtaschen seiner Jeans, und sang halblaut »Wie das Fähnchen auf dem Turme sich wohl dreht bei Wind und Sturme ...«

Annalena hatte sich die Pudelmütze ganz über das Gesicht gezogen und diese zur Sicherheit auch noch mit dem VFL-Schal fixiert, offensichtlich um die Realität auszusperren, und versuchte, sich allein über die Haut mit Sauerstoff zu versorgen. Offensichtlich funktionierte das. Es war nichts zu hören. Nur die Härchen auf ihren Unterarmen bewegten sich sanft im Rhythmus verhaltener Atemzüge.

Offenbar hatte jemand auf dem Rücken des fast gänzlich im Packpapier untergetauchten Lars gesessen und versucht, ihm mit der Gabel einen EAN-Barcode in den Rücken zu piercen. Auf die Entfernung sah das nicht schlecht aus, aber ich vermutete, daß der Warenscanner einer Registrierkasse ihn so als Hunderterpack »Zahnstocher, Buche, einfach« mit 19,80 DM deutlich über seinem tatsächlichen Wert auspreisen würde. Heide saß mit umarmten Knien auf der Fensterbank, sah mich waidwund an und schüttelte sanft den Kopf. In der geöffneten Wohnzimmertür standen die Kinder, ein jedes mit einem Band meiner Balzac-Werkausgabe in den Händen. Sie hatten offensichtlich versucht, dessen Werk im Kontext des großen europäischen Romans angemessen zu bewerten, und sahen ihre Eltern stumm und vorwurfsvoll an.

»Habt ihr ... habt ihr auch schön gespielt?«, fragte ich zaghaft die Kinder, die immer noch wortlos in der Tür standen.

»Ja«, antworteten die Eltern, schwach, wie durch mehrere Lagen Packpapier hindurch.

Einjährige Kinder können ja auch noch nicht sprechen. Aber offenbar lesen. Dominique, Malte, Lauritz, Fabienne und Wenzel, ja selbst mein eigener Sohn, wandten sich nach einem geringschätzigen Blick auf das, was ihre Erziehungsberechtigten darstellen sollte, ab und gingen in jenem unsicheren Schritt, der denen zu eigen ist, die erst vor zehn Tagen laufen gelernt haben, sich gegenseitig stützend zur Tür, wobei Malte noch sehr lässig den Autoschlüssel seiner Eltern vom Heizungsbrett nahm. Ich rief ihnen ein schwaches »Tschö mit Ö!« hinterher, was keine Reaktion zeitigte. Dann fiel die Haustür ins Schloß.

Aber erst als wir das Geräusch von Svende und Lutzens fehlfarbenen Renault Scenic hörten, kam auf einmal Leben in die versammelte Elternschaft. Alles rappelte sich auf, schüttelte uns schaumzucker- oder schokoladeklebrig die Hand, murmelte was von »Nächstes Mal dann bei uns, freu mich …« und entschwand, uns in der packpapierenen Sündflut

zurücklassend wie strenge Hansekapitäne, die ehrlose Meuterer an postkartenschönen, aber lebensfeindlichen Südseestränden ihrem Schicksal ausliefern.
Das Klappen der Haustür und unsichere Schritte auf der Treppe signalisierten, daß unser Sohn nach Hause zurückgekehrt war.
Ich wollte ihm nach, mich vielleicht sogar bei ihm entschuldigen, wer weiß wofür, allein, die warnende Hand der Gattin hielt mich zurück.
Er ist dann wohl schlafen gegangen.
Das schien jetzt wirklich auch für uns das Beste.
Wir rollten uns in Pack- und Schokoladenpapier zusammen, und ich dachte noch, während ich mit der Einzigen ins Löffelchen glitt: ›Das war also der erste Geburtstag! Es kommen noch mindestens siebzehn. Wo bekomme ich ausreichend große Kartons her? Wo so viel Schnur? Und, vor allem, wo eine ausreichend stabile Winterjacke, mit einem Innenfutter aus Maschendraht?‹
Mit diesen Gedanken schlief ich ein.
Und am anderen Morgen war unser Sohn ein Jahr und einen Tag alt.
Und der nächste Geburtstag ist noch sehr weit weg.
Gott sei Dank.
Erwachsene vergessen so schnell.

21 — Der Erinnerungen zweiter Teil

Früher

»Das gab's bei uns nich!«

Völliger Unfug

Ich bin ja ein Kind der Siebzigerjahre. Ich habe natürlich Eltern, wie jeder andere auch, aber ich bin in den Siebzigerjahren groß geworden. Meine Kinder haben es da besser. Sie werden in den Zehnern eines ganz frischen Jahrhunderts groß, ich mußte mit einem bereits durch übermäßigen Gebrauch weitgehend erodierten Säkulum vorliebnehmen.

In der Zwischenzeit ist viel passiert, doch gewisse Dinge bleiben bestehen, und das sind nicht immer nur die besten. Zu diesen Dingen gehören die Sätze, die vorwiegend Großeltern im Munde führen, wobei es vollkommen egal ist, aus welchem Jahrgang sie stammen. Es gehört einfach zu den zentralen großelterlichen Verhaltensweisen, die Jugend am Quell ihrer über die Jahre zum reißenden Strom geschwollenen Lebenserfahrung trinken zu lassen, ob sie Durst verspüren oder nicht, und dies beileibe nicht nur schluckweise. Der erste zentrale Hauptsatz der Omadynamik lautet natürlich:

»Früher war alles besser.«

Früher war alles besser, obwohl es ja nichts gab. Es gab ja nichts, überhaupt nichts, kein Wetter, keine

Zeit, keine Gegend! Ja, noch nicht mal Gegend! Wenn man damals hier, wo ich jetzt sitze, senkrecht nach unten schaute, konnte man die Rückseite von China erkennen! Keine Gegend! Die ist ja erst Anfang der Fünfzigerjahre von den Amerikanern über Deutschland abgeworfen worden, in diesen kleinen Gegendpaketen, die Älteren werden sich noch erinnern. Die Amerikaner hatten aber auch immer sehr viel Gegend, zum Beispiel besonders in Ohio.

Früher war also alles besser, obwohl es ja nichts gab. Gar nichts.

Oder war vielleicht gerade deswegen früher alles besser?

Weil es nichts gab?

Daß früher alles besser war, gilt aber nur für ganz früher. Danach, also nicht mehr so früh, etwas später eben, aber immer noch früher, war zwar auch alles besser als heute, aber nicht mehr ganz so gut wie ganz früher. Es gab ja auch schon wieder ein bißchen was. In jedem Fall war früher alles viel früher als heute. Der September zum Beispiel war früher oft schon im August! Auch war früher alles merkwürdiger als heute, ob es nun was gab oder nicht.

Am merkwürdigsten waren die Siebzigerjahre.

Die Sechziger waren ja früher, also besser, aber eben nicht so merkwürdig.

Es wird also alles schlechter, dafür aber auch merkwürdiger, obwohl die Siebziger an Merkwürdigkeit kaum zu übertreffen sind.

Als Kind erschließt sich einem die Welt besonders über das Werbefernsehen. Da kann man dann ganz genau merken, ob zu Hause alles richtig gemacht wird. Das Werbefernsehen steht für das ständige Bemühen, alles doch noch irgendwie besser zu machen, trotz Opis Genöle im Hintergrund, daß das nicht ginge, weil ja früher alles besser gewesen sei.

Wenn ich die Werbung zwischen so großartigen Sendungen schaute wie *Turn mit* mit Karen Zebroff in schwarzer Gymnastikstrumpfhose (20 DEN) mit Zwickel, also nicht mit dem Gewerkschaftsboß, sondern einem Abnäher, und einem Medizinball und ihrer wehrlosen dreijährigen Tochter, die heute deswegen bestimmt drogenabhängig oder dritte Nebenfrau im Jemen ist, oder *Schau zu, mach mit*, in der man lernte, aus einem Einmachgummi, einer Büroklammer und einem Apfelsinenpapierchen einen funktionierenden Kurzwellenempfänger mit Sendersuchlauf und Rauschunterdrückung zu basteln, wenn ich also dazwischen die Werbung schaute, dachte ich manchmal, daß Opi vielleicht doch recht hatte und früher, sehr früher, alles doch irgendwie besser war.

Zum Beispiel war in den Siebzigerjahren die Kriminalitätsrate sehr hoch.

Viele Frauen wurden umgebracht.

Reihenweise.

Von zu strammen Unterhosen.

Die hießen Mieder und brachten sie um, wenn sie nicht schnell etwas unternahmen und einen BH von

Playtex anzogen, der hatte nämlich das Zauberkreuz in der Mitte, und dann war alles gut, und die böse Hose hatte keine Chance mehr, und die Brüste stanzten spitz kleine Löcher in die Häkelpullis, das kann sich ja heute keiner mehr vorstellen. Auch so etwas wie der Airbag, der übrigens auf deutsch viel schöner »Prallsack« heißt, hätte in den Siebzigern nicht erfunden werden können. Meine Tante Hertha hätte ihn bereits bei einer mittleren Aufprallgeschwindigkeit von achtundzwanzig Kilometern in der Stunde brustbewehrt final perforiert. Peng! Und der Papa war abends, wenn er von der Arbeit kam, ganz stolz auf die steil gestützte Mutti und fluchte erst in der Nacht, weil es ein Kreuz war, die Mami von demselben wieder herunterzuholen, also sie auszuwickeln für *Turn mit* für Erwachsene.

Überhaupt: die Frauen. Ein bedauernswertes Geschlecht. Damals.

Wenn sie die teuflischen Unterhosen überlebt hatten, schlug sie oft das Gewissen, vor allem, wenn es irgendwo nicht so richtig sauber war. Dann war sie erst ganz verzweifelt, weil doch Papis Chef, der Dr. Siebel, und dessen Frau am Abend zu Besuch kommen sollten, und das war ganz wichtig, vor allem für Papi, und dann wurden die blöden Kacheln im Bad nicht sauber, man muß sich nämlich in Badezimmerkacheln immer spiegeln können, sonst taugen sie nix, und die Mami war ganz zerknirscht, weil das nicht ging, und dann teilte sie sich plötzlich und stand ganz durchsichtig neben sich und sagte: »Aber Helga, das sieht doch ganz scheußlich aus, das wird Herrn Dr. Siebel aber gar nicht gefallen, und darum wird der Papi auch nicht auf die Vakanz im Im- und Export versetzt, obwohl er doch so toll ist, viel besser als dieser Melzer, aber bei dem zu Hause kann man sich eben im Bad spiegeln, und zwar nicht nur über dem Waschbecken, und alle Bemühungen Papis waren umsonst, auch das Fernstudium, und er wird nach Pirmasens versetzt, in die Registratur im Keller, und er wird ein gebrochener Mann sein und zu trinken beginnen, vermutlich Asbach Uralt, aus der Flasche, und er kriegt Schuppen und sagt dann irgendwann, er wolle nur mal eben Zigaretten holen, Overstolz ohne Filter, und dann wird er nicht mehr wiederkommen und du mußt die Kinder alleine durchbringen und vor dem Sozialamt zelten, und dein Sohn wird Straßenkehrer (das Schlimmste, was man damals werden konnte), und deine Tochter kriegt keinen Mann, und alles, weil man sich bei Dir nicht spiegeln kann, also nimm doch Dor!«

Das sah die Helga dann ein, und dann spiegelte sich plötzlich alles in jedem, und die Mami schnurrte wieder zusammen, und Papi hatte eine Zukunft.

Ich bin dann sofort bei uns ins Badezimmer gelaufen, aber wir hatten keine Kacheln an den Wänden, und ich war etwas besorgt wegen der Zukunft meines Vaters. Kann man ein guter Geologe sein, auch wenn man sich im Bad nicht spiegelt?

Heute glaube ich, es geht, wohl auch, weil meine Mama Charlotte heißt. Und nicht Helga.

Überhaupt putzen, Sauberkeit und der ganze Rest. Sehr hohes Merkwürdigkeitsaufkommen.

Wenn man ein bestimmtes Putzmittel in der Küche benutzte, ging plötzlich Marschmusik an, der Frau sprang Schmuck an die Bluse und auf die Schulter, ihr Gesicht verzerrte sich zu einem Meskalingrinsen, und dann hüpfte sie im Takt durch die Küche, streichelte mit ihrem Lappen so ein bißchen über alles, und schon ging die Spiegelei wieder los, und die Frau war total glücklich in der bescheuerten Bluse.

Damit auch der Boden spiegeln konnte, mußte »Glänzer« ins Wasser, und dann durfte keiner mehr ins Haus, alle saßen so lange im Garten, bis der Boden, so nach drei, vier Tagen, von selbst wieder beschlug, dann durfte man wieder rein, um ihn zu wischen. Die Familie blieb so lange draußen. Vor allem Kinder, Hunde und Dreiräder. Oft jahrelang.

Und Frauen tragen auf spiegelnden Böden immer Hosen, was ich damals schade fand. Heute kenn' ich mich aus, fühl' mich aber nicht besser.

Und wenn sie schöne Hände haben wollten, also die Frauen, weil die vom vielen Spülen natürlich rissig werden wie alte Einweckgummis, dann gingen sie in einen Schönheitssalon, wo nie was los war. Da saß dann eine mauvefarbene Dame mit Bauschaumfrisur vor einer Untertasse mit grünem Zeug, und da tauchten die Spülopfer dann die Fingernägel rein, und dann wurde die Haut plötzlich glatt, bis zum Ellenbogen, und man konnte sich im Unterarm spiegeln. Vermutlich hatten Frauen damals kleine Löcher unten an den Fingern, und dann haben sie, ich denke durch Nasehochziehen, einen Unterdruck erzeugt und so das Zeug, was auch noch Spülmittel war, daher das Spiegeln, durch die Fingerspitzen in die Hand gesogen.

Auch dachten die bedauernswerten Dinger immer, das Zeug in der Untertasse sei irgendeine teure Substanz aus dem Orient oder wenigsten von Bayer, und wenn sie rauskriegten, daß das Spülmittel war, was auch nicht so schwer war, stand doch die angebrochene Flasche Palmolive direkt daneben (»Du badest gerade deine Hände darin …«) und keine Spur von Orient im ganzen Salon, nur beige Möbel und keine Leute, dann waren sie zuerst ganz erschrocken (»Hughhhh!!!«, sprich: »Huchchch!«) und wollten die Hände wieder rausnehmen, aber dann tätschelte die Dame, die übrigens Tilly hieß wie der deutsche Feldherr im 30-jährigen Krieg und auch genau so aussah, nur die Saughand und drückte sie wieder in die Untertasse und, zack!: spiegeln.

Von Tilly weiß ich noch, daß sie beim Sprechen immer so knackte, weil sich feine Speichelbläschen hinter ihrer Oberkieferprothese verfingen und dann beim Reden dort platzten. Und ihr Lächeln ging einmal um den Kopf, und wenn sie dabei denselben in den Nacken geworfen hätte, wäre die obere Hälfte vermutlich runtergefallen. Das ist Physik.

Das Knacken im Mund kannten wir von Ahoi-Knallbrause, neben Prickelpit im Goofyspender der ganz große Hit, und wenn ich meinem besten Freund ein kleines Häufchen in die Hand schüttete und dann da drauf spuckte und er auf meines, also das in der Hand, und es dann ganz toll knackte und wir es dann wegleckten, dann war das fast wie Blutsbrüderschaft. Spuckbrüderschaft eben.

Auch das Wäschewaschen war nicht so einfach.

Ständig belehrte einen eine kleine, dralle Oma in weißer Latzhose und rotkariertem Hemd, die, vermutlich weil sie unter Orangenhaut litt, Klementine hieß, darüber, daß ein himmelweiter Unterschied zwischen »sauber« und »rein« bestünde. Das habe ich damals nicht so recht verstanden, denn ich wußte nur, daß es einen Unterschied zwischen sauber und schmutzig und rein und raus gibt, aber ich habe so einiges nicht recht begriffen. Es gab ein Waschmittel, Omo, da mußte man, um in den Genuß der vollen Leistung zu kommen, vorher in alle Wäschestücke Knoten machen, was ein Unsinn ist, denn durchs Schleudern zieht sich der Knoten so fest, daß man ihn nur noch mit der Schere wieder auf bekommt. Dann hat man zwar eine saubere Hose, deren Beine aber nur noch durch den Reißverschluß in der Mitte zusammengehalten werden. Mit so etwas hätte ich mich nicht auf dem Schulhof blicken lassen können. Dann doch lieber unrein.

Eine der wesentlichsten Erfindungen des Hygienesektors war allerdings die der Prilblume. Findige und skrupellose Werbefachleute waren auf die genial zu nennende Idee verfallen, ablösbare und wieder selbstklebende Blumen in allen denkbaren Farbschattierungen auf die Spülmittelflaschen zu applizieren, die dann von findigen Kinderhänden unter den nichts ahnenden Mütteraugen an die Küchenkacheln geklebt wurden, wo sie bis zum Atomschlag haften werden, denn die gewählte Klebesubstanz entstand, wie das Teflon oder auch Joachim Bublath, als Abfallprodukt der Weltraumforschung und diente später dazu, die Wärmeschutzkacheln an Spaceshuttles zu befestigen, die ja erheblichen thermodynamischen Widrigkeiten trotzen mussten.

Dies wiederum erklärt die den Prilblumen innewohnenden Adhäsionskräfte und deren Resistenz gegen Ablösung, wie man sie so sonst nur noch bei Boris Jelzin antraf.

Oft verfolgte ich als Kind den Abriß großer alter Wohnhäuser in unserer Straße und konnte nicht selten bemerken, daß, wenn die Abrißbirne ihrer destruktiven Aufgabe zur Gänze nachgekommen war, dort, wo sich einst die Küche befand, noch Sekunden nach dem Abriß einzelne Wandkacheln regungslos in der staubigen Luft verharrten, nur gehalten von einer bereits verblaßten Prilblume.

Und das ist nicht Physik.

Das ist Magie.

22 — Der Erinnerungen dritter Teil

Früher, aber etwas später

»Früher war alles«

Stimmt

Wenn wir nicht fernsahen, spielten wir draußen. Und zwar das, was wir gerade im Fernsehen gesehen hatten. Also eigentlich immer was mit Lex Barker, was für die wenigen mit Lateinkenntnissen ein Bootsgesetz ist, für die Mehrheit allerdings ein mittelmäßiger Schauspieler. Im Griechischen bedeutet es nichts. Der trug entweder weiße Tropenuniformen oder Lederhemden mit Fransen dran und gab den bösen Jungs, die auch immer böse Namen hatten, wie etwa Rattler, enorm was auf die Nuß, und wenn das nicht reichte, erschoß er sie halt.

Das machte Eindruck.

Vor allem bei den Frauen, die sich dann immer an ihn lehnten und verträumt oder kurzsichtig in den Sonnenuntergang schauten, obwohl wir wußten, daß man nicht einfach so in die Sonne schauen durfte, weil man sonst blind wurde, und wenn man Grimassen wie Sam Hawkins schnitt, konnte das Gesicht stehen bleiben, und aufgeschlagene Knie heilten durch Drüberblasen, und ein Streifschuß war nie richtig schlimm, man konnte immer noch bleiben und sie aufhalten, auch mit nur einer Patrone,

und wenn die verschossen war, konnte man immer noch mit der Pistole, die Colt hieß, werfen und den Anführer, der immer ungewaschen und verschwitzt war und streng roch, meist ein Mexikaner, sauber aus dem Sattel holen.
Wunden mit viel Blut waren meist nur ein Kratzer, die ohne waren immer schlimm, man starb dann am Feuer oder in den Armen einer Frau, die ständig heulte, oder eines Freundes, der sagte, er werde sich um die Frau und den Jungen kümmern und sie auf seine Kosten an den Yukon bringen, dann kamen hohe Geigen, und dann ging das Bild zur Mitte hin zu, und wir rannten auf die Straße, um das genau so nachzuspielen.
Das Schwierigste war die Rollenverteilung, weil alle mal am Lagerfeuer sterben wollten und sich keiner um die Frau und den Jungen kümmern wollte oder ihm die Mine überschreiben oder so was. Also spielten wir die immer gleiche Szene so oft, daß jeder mal ans Sterben kam. Und der kleine Ludwig machte die Geräusche dazu, sogar die Musik, weshalb er nicht gut im Anschleichen war, weil man ihn im Unterholz immer singen hörte, da Anschleichen spannend ist, und wenn was Spannendes passiert, muß auch spannende Musik sein. Wie im Fernsehen eben.
Dann war es meist sechs Uhr und Abendbrotzeit.
Zuvor eilten wir noch alle auf den Parkplatz, um der sehr kleinen Frau aus der Nachbarschaft zuzugucken, wie sie versuchte, mit ihrem wunderschönen

cremefarbenen Borgward Isabella rückwärts in die Garage zu fahren. Sie war wirklich sehr klein und schaute knapp über die Mittelspeiche des Lenkrads, und wenn sie sich umdrehte, sah sie nur die Rückenlehne des Fahrersitzes, die aber sehr deutlich. Das war spannend und endete immer damit, daß sie nach einunddreißig Rangierversuchen das Auto völlig entnervt in absurdem Winkel vor der Garage stehen ließ, den ganzen Parkplatz blockierte, und daß dann ihr Mann, bevor er auf dem Balkon seine Attika rauchen durfte, den Wagen in die Garage fahren mußte.

Wir hatten keine Garage, aber einen grauen Käfer und meine Mutter keinen Führerschein. Das heißt, eigentlich doch, aber ihr Fahrlehrer war so einer, der ihr nur das Knie tätschelte und »Nu, nu« sagte, es beschissen fand, daß Frauen jetzt auch noch Autofahren sollten, wo soll das denn hinführen, am Ende gehen sie sogar noch in die Politik oder werden Astronautinnen, und der ihr deshalb eigentlich nur das Nötigste beibrachte (»Hier Schlüssel rum, da läuft er, oben drehen, rechts links, unten treten schneller oder stop, bei Rot immer anhalten …«).

Das hätte er mal nicht sagen sollen, denn als meine Mutter unseren Käfer zum ersten Male anließ und die rote Startlampe aufleuchtete, weigerte sie sich, den Parkplatz durch Wegfahren zu verlassen, so sehr mein Vater auch erst argumentativ, dann durch simples Schreien auf sie einteufelte. So kam es, daß bis heute mein Vater fährt, Mutter jedoch die Richtung angibt.

Weil meine Mutter weniger Auto fuhr, hatte sie aber auch mehr Zeit, mir Jeanskeile in die Hosenbeine zu nähen, was den Schlag der Hose erheblich ausstellte. Anhand der Hosenschläge wurde das Sozialprestige des Trägers festgemacht, obwohl wir das damals noch nicht so nannten.
Es war einfach astschocke.
Man konnte in diesen Hosen nicht so recht gehen, was kein Unglück war, denn in den Schuhen darunter ging das ja auch nicht, man machte aber in den Schulpausen eine gute Figur. Bei Windstille.
Wenn einem allerdings ein Windstoß ins Beinkleid fuhr, wurde man entweder verweht oder die Schläge fuhren hoch, und man sah aus wie zwei Regenschirme, was ein schöner Indianername ist, aber beknackt aussieht.
Wichtig war, daß die Schultasche, meistens ein ausgemusterter Patronenbeutel der US-Streitkräfte, mit den Namen favorisierter Musikgruppen beschriftet war, neben den Beinkeilen ein weiteres Zeichen für das Sozialprestige, dessen Höhe und Güte von den ausgewählten Gruppen abhing.
Man sagte »Gruppe«, nicht »Band«.
Die Gruppe Status Quo.
Manfred Mann's Earth-Gruppe.
Bekannte man sich öffentlich zu Gruppen wie Deep Purple, Thin Lizzy und Molly Hatched, galt man als verwegen, viril und als in sexuellen Belangen draufgängerisch, erfahren und promiskuitiv, eben als

jemand, der es auch gerne unter freiem Himmel, an Bootsanlegern und auf der Wiese und in aneinander geschlossenen Schlafsäcken tat, oder besser: erledigte, bisweilen aber zu früh kam und nur peripheres Interesse an der Befriedigung des Gegenübers hegte.
Hier galt auch: Wer zuerst kommt, prahlt zuerst!
Führte man Birthcontrol, Kraan, Guru Guru, Herne 3, Bertha and friends oder die Sparks im Wappen, galt man als an gesellschaftlichen Fragen interessiert, sozial engagiert, als Widerständler in der Schulpolitik und straffer Imperialismuskritiker, naturwissenschaftlich völlig ungebildet, linksradikal und antifaschistisch, als fröhlicher Wirkungstrinker und nicht orgasmusfixiert, aber sexuell leistungsfähig, und als möglicher Eroberer der Missionarsstellung.
Leute mit Angelo Branduardi, Neil Diamond und Simon & Garfunkel auf der Tasche waren als Jasminteetrinker und Patschulischnüffler bekannt und verschrien, hatten Schwielen in den Handflächen vom Trinken überhitzten Tees aus henkellosen Teetassen aus Nicaragua, trugen Arafatlumpen, Nickipullover und Opas Lederjacke, runde Brillen und Espadrilles und, was als besonders nonkonformistisch galt, ihre Schulsachen in gewebten Umhängebeuteln mit Troddeln und südamerikanischen Motiven.
Sie fanden Pferde spitze und waren immer Mädchen.
Die intimste Anrede unter Freunden war »Alter«, und eine Freundin war eine »Perle«, was nicht selten zu häuslichen Verwicklungen führte, denn die

Eltern verstanden unter einer »Perle« eine besonders begabte Haushaltshilfe.
Sex gab es schon, wurde aber meist theoretisch auf Schulklotüren exerziert. Wer über persönliche Erfahrungen verfügte, stellte diese gerne, leidlich überhöht, der Allgemeinheit in der Pause zur Verfügung. Solche Schilderungen und die ihnen innewohnende sportliche Komponente nährten in mir, als Verächter sportlichen Ehrgeizes, sehr bald das Verlangen nach ungeschlechtlicher Vermehrung, vielleicht über die Post.
Jede Art von Wettbewerb ist mir seit jeher ein Gräuel, ich hatte schon im Weitpinkeln versagt und mußte über eine Woche lang N'Tschotschi spielen, weil ich mir dabei auf die Schuhe gelullert hatte.
Morgens wurde ich von meinem Vater nach dem explosionsartigen Hochreißen des Rollos gern als Fabrikbesitzer begrüßt, offenbar weil sich unter meiner Schlafanzughose deutlich ein Schornstein abzeichnete. Es handelte sich dabei allerdings wohl um ein eher mittelständisches Unternehmen. Ich trug's mit Fassung, so rutschte wenigstens die Hose nicht, obwohl deren Gummi bereits vor Jahren jede Elastizität eingebüßt hatte.
Äußerst unangenehm war das Sprießen erster Intimbehaarung, weil sich die Härchen immer, wenn man saß, in der Unterhose verklemmten und dann bei ruckartigem Aufstehen, etwa nach dem Pausenklingeln, ausgerissen wurden. Der Schmerz war

bisweilen so intensiv, daß ich klammheimlich auf der Toilette nachschaute, ob nicht Wesentlicheres mit ausgerissen worden war. Doch die Intimfrisur paßte sich den innerjeanslichen Bedingungen an, und der Haarverlust schwand bis unter die Nachweisgrenze.

Es war eine aufregende Zeit, wo man sich den ersten Bartflaum mit einem Bleistift 2B dunkler färbte, was aber eben nur bis zum nächsten Regen hielt, und wo wir Westernbildchen sammelten und ständig Sätze sagten, wie: »Folgt mir, Männer!« oder »Mir nach!«, aber auf der anderen Seite schon merkten, daß sich irgend etwas veränderte, daß man beschissene Hausaufgaben nicht mehr von den Eltern abzeichnen lassen mußte, mit Vornamen angeredet wurde, aber mit »Sie« hinterher, und endlich, der Gipfel der individuellen Freiheit, sich die Entschuldigung selber schreiben durfte, dagegen war selbst aufs Wahlrecht geschissen.

Ich konnte mich zweimal vor dem Sportunterricht drücken, weil ich meine Tage hatte, und nach den Todesfällen in meiner Familie hätte ich sieben Omas haben müssen, und eigentlich dürfte überhaupt keiner mehr übrig sein.

Hatte schon was.

Für mich endeten die Merkwürdigkeiten der Siebziger schon 1979, denn da wurde ich achtzehn Jahre alt, es gab einen lauten Knall, die Welt hielt einen Moment inne, um »Hallo« zu sagen, so hoffte ich wenigstens, aber es kam alles ganz anders, nämlich einfach 1980, und damit brach die Zeit an, in der ich mir keine Musikgruppen mehr merken konnte, weil alle »Bands« hießen, und ich lernte, daß Vermehrung ohne Post doch mehr Spaß macht, aber nur wenn es nicht ganz klappt und daß man, wenn man in Philosophie Texte für eine Bluesband schreibt, durchs Abitur fällt und allerhand mehr Zeug, das ich bis heute nicht gebrauchen kann.

Aber das waren dann ja, wie gesagt, die Achtzigerjahre, und die waren eigentlich nur schnell um, und das ist das Beste, was man über sie sagen kann, egal wieviel semiliterarischer Sondermüll, der uns das Gegenteil glaubhaft zu machen sucht, noch publiziert werden mag.

Denn merkwürdig waren sie nicht und schon gar nicht originell, und darin gleichen sie den meisten ihrer Insassen.

23 — Feste feiern, in lockerer Folge

»Es ist ein Ross entsprungen,
der Oxer fiel, oh, das war hart ...«

Weihnachtslied aus Warendorf, Text: Franke Slothaak,
Musik: Dr. Rainer Klimke

Wenn man Kinder hat, wird alles anders. Man ist gezwungen, Dingen, die man für sich beendet glaubte, wieder neue Bedeutung beizumessen, ja sie für sich gefügig zu machen. Dazu gehören die Schulferien genauso wie Besuche beim Kinderarzt oder eben wesentliche Feste. Auf den Geburtstag bin ich ja bereits weiter oben eingegangen, bleibt also noch Weihnachten.

Das war bei uns zu Hause immer etwas ganz Besonderes. Nicht daß wir übermäßig fromm gewesen wären. Ich komme aus einer protestantischen Familie, die bewußt von sich als »Protestanten« sprach und nicht als »Evangelische«. Wir haben und hatten immer ein recht unverkrampftes Verhältnis zu »Nummer 1« unterhalten und ein sehr schwieriges zu seinen selbsternannten Vertretern, den Glaubensverwaltern auf Erden. Das hinderte uns aber nicht, am Heiligen Abend in die Kirche zu gehen. Ich tat das auch über all die Jahre recht gern, weil man da sehr viel erleben konnte. Und jetzt, mit zwei kleinen Kindern im Schlepp, besteht noch größere Aussicht, den für mich oftmals unfröhlichen und betoniert semifestlichen Ritus - immerhin feiern wir doch Geburtstag! – durch kleinere Beiträge meiner Kinder zur Liturgie zu bereichern. Auch ist der Gottesdienst am Heiligen Abend eine sehr schöne Gelegenheit zur Kontemplation.

Ich saß genau eine Reihe hinter einer der berühmten Ruhrgebietsommas. Diese kann man unschwer an ihrer Angorakappe, die bei Gegenlicht wie eine Monstranz erstrahlt, mit dem vom Nordpol derselben lustig grüßenden Waffelröllchen erkennen. Natürlich trägt sie den hierzulande allen Frauen mit Vollendung des dreiundsechzigsten Lebensjahres von der Regierung gestellten Persianermantel mit Nerzkragen. Dieser ist eine recht flache Imitation des einstigen Fellträgers und beißt sich aus Verankerungsgründen selber klemmtechnisch in den Schweif. An den Füßen trägt Omma werktags natürlich Mephisto-Schuhe. Mit denen kann man aber selbstredend nicht in eine Kirche gehen. Man stelle sich nur vor: Mit Satan am Fuß in Gottes Haus! Undenkbar. Aber auch für solche Eventualitäten ist Omma gerüstet. Natürlich stehen die allseits zu recht gefürchteten Robbenfellstiefeletten mit am Rande zum Zwecke der Knotenfußvulkanisation hochgezogener Kreppsohle als sonn- und feiertägiges Ersatzschuhwerk zur Verfügung.

In jenem Gottesdienst nun saß ich eine geschlagene Dreiviertelstunde hinter einer solchen Ruhrgebietsomma und mußte dem toten Nerz ebenso

lange in die kalten Glasaugen starren. Wer das tut und dann noch an Wiederauferstehung glaubt, ist meiner Meinung nach ein Erzchrist reinsten Wassers und sollte in der Heiligenfolge direkt nach Paulus genannt und besungen werden.
Mir wollte das nicht gelingen. Trotzdem wurde es noch ein richtig schöner Heiliger Abend, und auch die Sachpreise stimmten froh. Seit vier Jahren nun habe ich eine eigene Familie und bin bei meinen Eltern über die Feiertage entschuldigt. Ich habe zu feiern. Natürlich ist Weihnachten das Fest für die Kinder, und wieder einmal saßen die Einzige und ich zusammen und berieten, wie wir es denn nun ausrichten sollten. Und dieses eine Mal sollte es auch nicht ganz anders als bei den Eltern sein, sondern wir wollten so viel wie möglich von dem, was uns als besonders schön und aufregend in Erinnerung geblieben ist, in unser eigenes Fest integrieren. Also erzählte ich ihr, wie es bei uns zugegangen ist und immer noch zugeht. Schönes bleibt!

Weihnachten bei Malmsheimers (früher)

Ich konnte das erste sichere Anzeichen der herannahenden Weihnachtszeit stets daran erkennen, daß meine Mutter, bis an die Brustwarzen im Plätzchenteig stehend, ihre Umwelt aus nunmehr mehlverschwiemelten Augen nur noch bruchstückhaft wahrnahm, was mir als Adoleszenten kurzzeitig größere Freiräume bescherte.

Das war meist so gegen Ende September. Spätestens dann nämlich trafen die ultimativ formulierten letzten Bestellungen der bundesweit verstreut lebenden Verwandtschaft hinsichtlich Mutters einzigartigen Weihnachtsgebäcks bei uns ein, den sogenannten Nonnenfürzchen. Dabei handelte es sich um ein etwa fünfmarkstückgroßes Mürbteiggebäck in Münzenform, welches auf der Oberseite eine dünne Schicht eines Eischnee-Zucker-Gemischs aufwies, was tatsächlich ein wenig so aussah, als sei es unter erheblichem intracorporalem Druck direkt durch die Kutte auf das Plätzchen gepupt worden.
Meine Mutter erhielt alljährlich den Auftrag – scharf fernmündlich oder epistelhaft in epigrammatischer Schärfe, bisweilen auch schmeichelnd formuliert – eine nicht unerhebliche Menge dieses sagenumwobenen Gebäckes herzustellen, eine Forderung, welche sie bereits im ausgehenden Spätherbst an den Ofen zwang, sollte sich nicht das noch in weiter Ferne befindliche Fest für die in der Diaspora lebende Familie auf seinem Höhepunkt durch die Absenz jenes curialen Gebäcks zur Katastrophe wenden.
War dann endlich der heiß ersehnte vierundzwanzigste Dezember herangekommen und die Säcke der Süßschneeoblaten endlich von UPS, dem United-Plätzchen-Service, einer auf Betreiben meiner lieben Frau Mutter eingerichteten Tochter des berüchtigten Beförderungsdienstes, krümelarm abtransportiert,

erging, so gegen sechzehn Uhr, seitens meiner Mutter die an meinen Vater gerichtete, in biblischer Diktion gehaltene, traditionelle Aufforderung:
»Geh hin, Mann, und hole einen Baum!«
Und mein armer, leiderprobter Vater stieg hinab ins Gelaß, ergriff mit der nervigen Rechten seine schartige Axt, schwang sie auf die Schulter und ging hin, zu tun, als sein Weib ihn hieß.
Nun sind meine Eltern seit alters her in dem bedauerlichen Irrtum befangen, die schönsten und prächtigsten Weihnachtsbäume seien just am vierundzwanzigsten Dezember gegen sechzehn Uhr auch noch besonders günstig zu haben. So rüstete denn meine Mutter meinen bedauernswerten Vater mit einer sehr übersichtlichen Menge landesüblicher Valuta aus, auf daß er einen Baum erwerbe, der »in unser Wohnzimmer paßt«. So also lautete die technische Vorgabe meiner Mutter hinsichtlich des zu erwerbenden christlichen Zentralmöbels.
Doch beständig mußte mein armer Vater feststellen, daß es sich mit dem Weihnachtsbaumverkauf genauso verhielt wie mit der heimischen Mürbteigproduktion: Beides lief seit Ende September, und so kehrte er denn oftmals mit einer, nach Überantwortung einer obszön anmutenden Geldsumme, pygmäisch verwachsenen Knorpelkiefer nicht zu klärender Herkunft wieder, an deren dreieinhalb rachitischen Ästen sich exakt einundvierzig Nadeln in bedauernswerter Konstitution befanden, die

nicht den Eindruck machten, als würden sie dort noch lange verbleiben wollen oder können.
Sie erreichte mit einigem Wohlwollen seitens des Messenden eine lichte Höhe von annähernd einem Meter und dreißig Zentimetern. Meine Mutter hatte ja einen Baum verlangt, der, wie Sie sich erinnern wollen, »in unser Wohnzimmer paßt«!
Nun muß spätestens an dieser Stelle angeführt werden, daß wir ein außerordentlich großzügig bemessenes Wohnzimmer unser Eigen nannten.
Es umfaßte annähernd hundert Quadratmeter und maß in der Scheitelhöhe gute sechs Meter, so daß Ihnen schnell klar geworden sein wird, daß sich das mütterliche Wort »passen« mehr auf die Erscheinung des Baumes bezog, denn sich aus Sorge um seine Dimensionen und den aus der Nichtbeachtung derselben ergebenden Transport- und Installationsproblemen speiste. Der von meinem Vater akquirierte Baum »paßte« natürlich ins Wohnzimmer, ja ich verzeichnete keinerlei Grund- oder gar Wandberührung.
Meine Mutter tat daraufhin das, was nur Frauen können. Sie atmete hörbar ein und zeitgleich aus, und das auch noch entrüstet. Diese einzigartige Leistung entspringt einer baulichen Besonderheit des weiblichen Mundraumes, in den, neben der klassischen Luftröhre, noch eine zweite, die sogenannte »Entrüstungsröhre« mündet, die eben genau jene Art der Simultanaspiration ermöglicht.
Meine Mutter also, konfrontiert mit diesem floralen

Abfallprodukt, entließ das besagte stimmlos-gepreßte Verärgerungs-Hhhchchchc und entschwand, eine leichte Mehlstaubcorona im Gegenlicht entwickelnd, in die Küche, wohl wissend, daß eine Diskussion des Casus die festliche Atmosphäre torpedieren würde und ohnehin nichts mehr zu machen war. So machte sich denn mein Vater an die Installation des herausragenden Stückes.

Nun wurde mein Vater, was die Durchführung der sogenannten Bescherung betraf, von zwei Kardinalsorgen durchzittert. Die erste manifestierte sich in der Angst, der eigens zum Zwecke der Illumination spätchristlich tradierter Geschenkeüberantwortung errichtete Baum könne während derselben der Länge nach ins Zimmer schlagen! Oder, im vorliegenden Fall, sinken.

Um diesem Quadratübel bereits prophylaktisch zu begegnen, hatte es sich mein Vater angelegen sein lassen, für die rechte Befestigung des Baumes im Raume Sorge zu tragen.

Zu diesem Behufe stieg er erneut ins Gelaß und ergriff die dort nur für diesen Zweck sorgfältig aufbewahrte Rolle mittelstarken Blumendrahtes, welche hier seit der letzten Bescherung ihrer Bestimmung harrte. Vermittels jenen Drahtes wurde nun der Baum im Wohnzimmer verspannt.

Nun leuchtet sicher jedem ein, daß, wenn man einen gerade einen Meter dreißig »hohen« Baum im Wohnzimmer sachgerecht verspannt, die Haltedrähte in

Kniehöhe durchs Zimmer laufen müssen. Tatsache ist ebenfalls, daß der Baum bei uns NIE jemals auch nur wankte, die Bescherung jedoch bisweilen eindringlich an den Geländeteil einer Bundeswehrübung gemahnte. Doch durfte ich so auch bemerken, daß der andernorts doch stark ritualisierte Geschenkeerwerb durch solcherart sportliche Beimengung bei uns, in Form des Heranrobbens unter Feindeinwirkung, doch leidlich in den Bereich des Geschenkeverdienens lappte. Bei uns hieß es nie »BAUM FÄLLT« oder »TIMBEER!«, aber wir haben so manche Bescherung verstolpert.
Die zweite Kardinalsorge meines leidgestählten Vaters war die der weihnachtlichen Feuersbrunst von wahrhaft kanadischem Ausmaß. Ergo hatte er sich es in der Vorbereitung der schönen Bescherung angelegen sein lassen, im Wohnzimmer an sogenannten strategischen Punkten wohlgefüllte Wassereimer aufzustellen, um sich hernach, im Bedarfsfall, zu tradierter Brandbekämpfung mental wie materiell gerüstet zu sehen. Doch nicht nur im Wohnzimmer harrten Wassereimer ihrer deflammablen Bestimmung, nein auch am Treppenabsatz, am Fuß der Treppe, in der Diele, direkt hinter der Eingangstür, am Weg zur Haustür, an der Garageneinfahrt, an der Kurve der Zufahrtsstraße sowie an der Autobahnausfahrt Witten-Herbede, so daß zufällig vorbeikommende Verkehrsteilnehmer kraftvoll ins Löschgeschehen eingreifen könnten, so denn die Lohe bis dorthin schlüge.

Ich stehe nun am Fuße meines einundvierzigsten Weihnachtsfestes, und ich gebe hiermit an Eides statt zu Protokoll, daß bei uns noch nicht einmal das kleinste Zweiglein je unbeabsichtigt Feuer gefangen hätte, wiewohl wir, was aus dem Vorhergegangenen ersichtlich geworden sein dürfte, tatsächlich noch echte Kerzen verwendeten. Das sind jene, welche am oberen Ende mit offener Flamme brennen, manch einer wird das noch aus Erzählungen kennen.

Es ist aber leider genauso wahr, daß wir jede Bescherung in knöchelhohem Wasser zubrachten, alldieweil wir im Überschwang der Gefühle natürlich in die Eimer traten.

Aber auch das hatte sein Gutes, so fielen meist die folgenden Feiertage mit den leidigen, geschenkarmen Verwandtenbesuchen flach. Weil wir selbst, erkältungsbedingt, genauso dalagen.

Und der Perser im Wohnzimmer meiner Eltern hat schon lange keine Farbe mehr, die eine wie immer geartete Zuordnung vertrüge, doch wen kümmert's.

Weihnachten bei Malmsheimers, heute

Jedes Jahr aufs Neue nehmen wir uns schon Ende August vor, diesmal keine Hektik in den letzten Tagen vor dem vierundzwanzigsten Zwölften aufkommen zu lassen, die Geschenke rechtzeitig, also im Oktober, zu beschaffen, und zwar in ausreichender Zahl, und unseren Baum in der Schonung unseres Vertrauens bereits im November mit einem Schildchen, auf dem unser Name prangt, zu versehen und damit zu reservieren. Es existiert aber kein professionellerer oder wirksamerer Vorsätzekiller in der gesamten Christenheit als das Weihnachtsfest. Alles, buchstäblich alles, was wir uns vornahmen, müssen wir am Abend des vierundzwanzigsten Dezember wegen allgemeiner Nichteinhaltung auf das nächste Jahr verschieben.

Das Vorhandensein eigenen Nachwuchses potenziert die Wirksamkeit wesentlicher Bestandteile dieses Festes. Der Geschenkebedarf steigt exponentiell, genau wie das abzusingende Liedgut und die Brandgefahr. Allerdings wächst auch die Vorfreude in gleichem Maße. Anders als bei meinen Eltern merke ich, daß Weihnachten naht, wenn die Einzige mich an einem lauen Spätsommerabend bei einem gekühlten Muscadet auf der Terrasse fragt: »Was sollen wir eigentlich essen?«

Ich antworte dann in dem einigermaßen hilflosen Versuch, das Thema noch etwas von mir zu schieben: »Ich könnte jetzt ein paar Salzstangen vertragen«, was aber nicht die erhoffte Reaktion zeitigt.

»An Heiligabend!«, werde ich streng auf Linie gebracht.

»Ach so. Vielleicht … was mit Reis?«, lautet meine lahme Entgegnung.

»Was mit Reis, was mit Reis! Ist das alles, was dir dazu einfällt? *Was* denn mit Reis? Geröll?«

Jetzt ist es an mir, zugänglich zu werden, mein ganzes Wahrnehmungssystem aus der spätsommerlichen Schwüle zu schälen und in ein frühwinterliches Gefühl zu überführen. Ich stelle mir Graupelschauer vor, was schwierig ist, wenn man sich, von Mücken umsummt im Unterhemd sanft transpirierend, nur sachte an die Rückenlehne des Stuhles schmiegen kann, weil der Sonnenbrand noch etwas schmerzt.

Was mit Reis. Das Schöne an Reis ist doch, daß man alles dazu essen kann, auch Reis. Außerdem können auch schon kleine Kinder, die aus elterlicher Sorge um ihr Augenlicht im Gebrauch von Messer und Gabel noch nicht unterwiesen wurden, Reis essen. Es muß natürlich klebriger, klumpiger Reis sein, von dem man prima ganze Brocken in die kleine Hand nehmen und dann Papa ans Hemd schmieren oder dem Hund in die Nase reiben oder einfach unter den Tisch kleben kann.

Weswegen sich dann die Haushaltshilfe gut vierzehn Tage später angesichts des aus der Tischplatte wachsenden Getreidestalaktiten gehörig erschreckt.

Jakob findet Reis toll. Wohl mehr aus der Sicht des Bildhauers, aber ab und zu ißt er auch ein wenig von seinen Skulpturen. Zumindest alles, was nicht gehalten hat, abgebrochen und neben den Teller gefallen ist. Er freut sich sicher über Reis am Heiligen Abend. Für ihn muß auch nichts dabei sein. Für mich schon. Reis alleine ist einfach nicht festlich genug, er wirkt nackt. Ich sage das der Einzigen. Sie schaut mich lange an und sagt dann: »Reis. Mit was dabei.

Bitte.« Und wendet sich wieder ihrem Getränk und einem spannenden landschaftsarchitektonischen Fachblatt zu.

Nun ist es doch mit einem Male merklich kühler geworden. Jetzt fällt es mir auch leichter, über Geschenke nachzudenken. Was schenkt man einem Einjährigen, der zwar noch nicht in der Lage ist, den semantischen Unterschied zwischen »Papa« und »Popo« deutlich herauszuarbeiten, der aber die Lokomotive, vor der wir im Eisenbahnmuseum Bochum-Dahlhausen anläßlich der Nikolausfahrt standen, einwandfrei als »Preußische P 8« identifizierte und mir auch noch glaubhaft machte, er habe das an der Zahl der getriebenen Achsen erkannt. Nun, man schenkt ihm, nach reiflicher Überlegung versteht sich, eine Eisenbahn.

Dazu begibt man sich in ein Spielzeugparadies, weil es keine Läden mehr gibt. Mit »Läden« meine ich diese überschaubaren Areale mit nur einer Glastür, die man noch selber aufstoßen mußte, und wo über dieser Tür immer ein Mobile aus Muschelschalen hing, das »Bölömmellömmellöm« machte, wenn man hineinging und »Bölömmellömmellöm« machte, wenn man wieder hinausging. Man wußte also stets genau, ob man draußen war oder drinnen.

Das gibt es heute nicht mehr. Ich lebe in Bochum, und Bochum ist nichts weiter als Toys'R'Us mit Rand. Ein überdachtes Regalensemble von der Größe einer Montagehalle für dreistufige Saturnraketen, in dem man von der vielfarbigen Unüberschaubarkeit planmäßig erschlagen wird. Und zwar so gründlich, daß man sich direkt freut, plötzlich neben sich ein Geräusch zu hören, wie es entsteht, wenn heißes Wasser unter hohem Druck durch einen kaffeebemehlten Filter gedrückt wird. Dieses Geräusch entsteht, wenn der Fachverkäufer unter hohem Druck durch die undurchdringlich wirkenden Regale hindurch diffundiert. Es handelt sich dabei selbstredend um semipermeable Regale. Sie lassen nur Fachverkäufer durch. Versuchten wir, auf diesem Wege den Gang zu wechseln, würde natürlich alles umstürzen, ein Riesensachschaden entstehen, und wir müßten alles kaufen und wären ruiniert.

Kaum hatte ich mich vom ersten Schreck erholt, war ich bereits im Besitz einer Modelleisenbahn, und zwar mit allem, was dazu gehört, inklusive Langholz- und Personenwagen, singendem Tender, einigen tuberkulös wirkenden Reisenden und deren Autos, und das alles im Maßstab 1:2. Das ganze Zeug mußte auf dem Rücken mehrer Mietesel, welche die vorausschauende Geschäftsleitung extra für solche Aufgaben zur Verfügung hält, zur Kasse geschafft werden. Doch kaum daß mir eine geradezu galaktische Summe von der nun fast durchscheinenden Kreditkarte geschabt worden war, stellte der Fachverkäufer, sicherlich eine Blume auf der Wiese der Fachverkäufer und Gewerkschaftsmitglied, die finale Rettungsfrage, er frug nämlich: »Sagen Sie mal, was machen Sie eigentlich mit einer Eisenbahn ohne

Bahnhof?« Und seine ärmellose Komplizin an der elektronischen Addierhilfe blies natürlich sofort ins gleiche Horn, in dem sie die mürbfleischigen Oberarme vor dem ungeheuren Busen knapp verschränkte und sprach: »Da hadder recht. Was machen sie mit einer Eisenbahn ohne Bahnhof, hm?« Und als ob sich alle gegen mich verschworen hätten, riefen nun auch die hundertfünfzig anderen Kunden des Paradieses wie ein Mann: »Was macht er mit einer Eisenbahn ohne Bahnhof?«

Ich war offensichtlich soeben beidfüßig in die Bahnhofsfalle getappt. Man zeigte mir einen Karton, auf dessen Deckel ein herrliches mehrstöckiges Bahnhofsgebäude abgebildet war, und zwar mit allen Accessoires, die der Bahnhofsgebäudeliebhaber so braucht. Also mit Uhr und Bank und Fahrradständer und Fahrkartenautomat und Zigarettenautomat und Süßigkeitenautomat und Bahnhofsvorsteherautomat. Alles detailgetreu und aus stabilem Kunststoff. Also trennte ich mich widerstrebend von einigen Immobilien, löste meine Krügerrandsammlung auf und durfte dann auch diesen Karton mit nach Hause nehmen.

Aber bereits auf der Heimfahrt keimte der Same des Mißtrauens! Während ich fuhr, dachte ich so halblaut in mir drin oder zu mir rüber: »Wie kriegen die eigentlich ein mehrstöckiges Bahnhofsgebäude in so eine flache Schachtel? Ist das ein Teleskop- oder Faltbahnhof oder einfach ein Trick, den Leute, die keine Bahnhofsgebäudeliebhaber sind, nicht kennen können?«

Zu Hause erfuhr ich dann die ganze, grausame Wahrheit. »Sie«, also die geheimen und nur im Trüben wirkenden Mächte, die Modellbahnhöfe herstellen und damit die Wohnstuben der freien Welt kontaminieren, bekommen ihre Erzeugnisse nicht durchs Falten in die flachen Schachteln, sondern in Teilen. Leider in einer Million Teile, von denen die meisten so klein sind, daß sie mit dem unbewaffneten Auge nicht sichtbar und nur durch komplizierte Lackmuspapiertests im Vakuum nachweisbar sind. Die anderen Teile sind immerhin mit Mühe tastbar, haben aber alle die gleiche Farbe, und zwar die unseres Teppichbodens. Außerdem müssen diese mikroskopischen Bestandteile nicht einfach ineinander gesteckt werden, wie sollte das auch gehen, nein, um das Geschäft der Montage etwas sportlicher zu gestalten, müssen sie geklebt werden.

Nun lasse ich mich von solchen lebensfeindlichen Bedingungen natürlich nicht ins Bockshorn jagen, sondern in meine Werkstatt. Ich bin ein altes Bastelkarnickel und habe schon in frühester Jugend das legendäre Magazin *Schau zu, mach mit* im WDR verfolgt, in dem man sehen konnte, daß es theoretisch durchaus möglich ist, Leim auf ein Balsaholzbrettchen aufzubringen, und zwar auf der Kante! Ohne daß was daneben geht. Ich wußte allerdings damals noch nicht, daß der WDR eine enorme

Trickabteilung unterhält.
Allein, ich lebe seitdem in dem unerschütterlichen Glauben, handwerklich nicht unbegabt zu sein.
Ich verfügte mich also in meine Werkstatt, eine Tube Leimes zu besorgen und mich kopfüber in die Montage des Bahnhofsgebäudes zu stürzen. Für die wenigen, die es nicht wissen: Der Leim wohnt in der Tube! Und er weicht nur dem Druck! Wenn er aber, dem Drucke weichend, die Tube hinter sich läßt, gilt sein alleiniges Sinnen und Trachten ausschließlich dem Kleben. Er klebt. Und zwar alles, was ihm vor sich selber kommt. Langanhaltend und ausdauernd. Ohne Ansehen der Person. Er klebt. Bombig.
Und felsenfest. Und für immer.
Nun war ich damals Raucher, was bedeuteet, daß ich eigentlich immer nur eine Hand frei hattee. Selbstverständlich auch beim Basteln. Und während des inbrünstigen Bastelns, während ich klebe und rauche und rauche und klebe, dann wieder rauche und anschließend etwas klebe, um hernach zu rauchen, da verwechselt man schon mal die Hände, und dann kommt der Leim an die Finger, aber das ist dem wurscht, und er tut, was er versteht, er klebt, und zwar gründlich. Auch eine Zigarette. Auch an Finger.
Im Leim siedeln Lösemittel. Von wegen der Viskosität. Sagt man. Diese haben zu ansteigender Temperatur ein ähnliches Verhältnis wie Romeo zu Julia, sprich: ein entzündliches. Für die Nichtraucher unter Ihnen sei gesagt, daß vorne an einer Zigarette

etwa achthundert Grad Celsius herrschen, und zwar zeitgleich und alle auf einem Punkt. Am Filter ist sie übrigens deutlich kühler, was das Geschäft des Rauchens so genußspendend macht. Nun hat die Glut an der Zigarette theoretisch eine Milliarde Himmelsrichtungen zur Auswahl, aber wie es der Teufel will, brennt sie wie an der Schnur gezogen in Richtung Filter. Wo die Finger sind, mit dem Leim. Und die Lösemittel im Leim rufen: »Es wird immer wärmer, es wird immer wärmer!«, und der Leim sagt: »Kann nicht sein, kann nicht sein«, doch die Lösemittel jubilieren vielstimmig: «Doch, doch, es wird immer wärmer, es wird immer wärmer!!«

Und jetzt merkte ich's auch, es wurde ja immer wärmer, es wurde immer wärmer, und ich versuchte hastig, die Zigarette im Aschenbecher auszudrücken. Als ich die Hand aber zurückzog, blieb der glimmende Stummel an den Fingern hängen, denn da saß der Leim und klebte, und die Lösemittel sangen, und ich wedelte hektisch mit der Hand, und es wurde immer wärmer. Nein, jetzt wurde es heißer, es wurde immer heißer, und ich tanzte durchs Zimmer und auf den Flur und machte das, was ich immer mache, wenn sich etwas gegen mich wendet, ich rief meine Einzige, aber nur mein Sohn kam die Treppe herab und schaute mir staunend zu, während ich so etwas wie eine Polka hinlegte und es zwischen meinen Fingern immer heißer wurde. Und dann gab es eine dumpfe Verpuffung, und ich lief mit brennender Hand durchs Wohnzimmer.

Und das Einzige, was mein Sohn dazu beisteuerte, war: »Tsch-Tsch-Tsch Tsch-Tsch-Tsch!«, das Geräusch einer Dampflok eben.
Mit nur einer gesunden Hand war ich dann vom Baumschmücken befreit und durfte straflos aus dem Sessel heraus gestalterische Anweisungen geben, denen die Einzige nicht widersprach, weil sie dann erst von der Leiter runter gemußt hätte, um meine Einlassungen hinsichtlich der symmetrischen Baumschmuckverteilung zu prüfen, und dann wieder hinauf, um das von mir Initiierte zu korrigieren. Also hing sie alles dahin, wo ich es hängen haben wollte, und das genoß ich ein bißchen.
Dann war endlich Bescherung, und Jakob freute sich ungeheuer über die Eisenbahn, und ich sollte noch mal Feuer in meiner Hand machen und die Lokomotive spielen, aber dazu hatte ich keine Lust. Und die Liebste freute sich, daß Jakob sich freute, und auch über das kleine, aber zauberhafte Präsent ihres Gatten, was man umlegen konnte und so wunderbar mit den Ohrringen und ihrem Schwanenhals harmonierte. Und ich freute mich, daß die beiden sich freuten, und dann freuten wir uns gemeinsam.
Daß wir uns haben und daß es Jelzl elwas zu cooon gab. Wir gingen in das festlich geschmückte und mit Kerzen beleuchtete Eßzimmer, und es gab Reis A N Hühnerfrikassee mit Spargelstückchen. Für die Gattin und für Jakob. Für mich gab es Reis mit Reis. Weil ich mich vor langer Zeit nicht richtig interessierte.

Ich war ein wenig zerknirscht und durfte dann auch von dem Hühnerfrikassee probieren, weil wir uns doch so freuten. Und ich gelobte, mich in Zukunft bereits im Juni für das Festtagsmenü zu interessieren, und nun war alles wieder gut.

Und es war Weihnachten. Unser erstes Weihnachten zu dritt. Und wir saßen um unseren großen Eßtisch, und da waren noch Plätze frei, und ich schaute mir das an, und dann schaute ich die Einzige an, und sie sah meinen Blick und lächelte fein. Sehr fein.

Das war vor drei Jahren.

Jetzt ist schon etwas weniger Platz an unserem Eßtisch, denn dieses Jahr feiern wir zu viert.

Ich bin sehr gespannt, was sonst noch alles so passiert.

Bis hierhin

Jetzt haben sie in wenigen Stunden ein ganzes Jahr miterlebt. Ein ganz normales Jahr, versteht sich. Jetzt wissen Sie also annähernd, worauf Sie sich einlassen, spielten Sie mit dem Gedanken an Kinder. Oder besser: Wie es bei uns zugegangen ist, nachdem wir nicht nur mit dem Gedanken gespielt haben.

Bei Ihnen wird das natürlich ganz anders sein, oder es ist natürlich ganz anders gewesen. Sie erwarten oder haben vielleicht bereits ein Mädchen! Dann können Sie dieses Buch froh gelaunt in die Abteilung »Fabeln« Ihrer Bibliothek einordnen. Bei Mädchen ist natürlich alles noch einmal ganz anders. Ich weiß nicht genau wie, aber auf jeden Fall ganz anders.

Ein Freund von mir hat ungefähr so lange eine Tochter wie ich einen Sohn. Er sieht allerdings bedeutend schlechter aus, hat ganz schön zugenommen, führt im Bus oft Selbstgespräche in einem nur ihm selbst zugänglichen Idiom und schläft beim Überqueren einer mehrspurigen Hauptverkehrsstraße gerne ein. Das muß jetzt nichts mit seiner Tochter zu tun haben. Es könnte natürlich auch eine besondere seltene Krankheit sein, die »Morbus« heißt. Dann kommt meistens noch ein Nachname.

Ich würde da aber den seiner Tochter einsetzen.

Natürlich sind Töchter auch Kinder. Aber andere. Vieles, von dem oben die Rede war, trifft auch auf

Töchter zu. Gerade im ersten Jahr unterscheiden sich Söhne und Töchter nur marginal, von ihren baulichen Verschiedenheiten natürlich abgesehen.
Aber sobald das regelmäßige Windelvollmachen als bisher einzige Entäußerung des kleinen Wurmes durch das Sprechen abgelöst wird, gehen Entwicklung und Sozialisation von Jungen und Mädchen getrennte Wege, wie unterschiedslos wir sie auch zu erziehen versuchen. Aber irgendwo muß die relative Unvereinbarkeit von Frauen und Männern ja herkommen.

Unsere grundlegenden Fragen, Probleme und Erlebnisse, den Entwurf, die Anlage und den anschließenden Betrieb von Kindern betreffend, habe ich ihnen geschildert. Nun probieren Sie es selbst einmal. Und wenn Sie das nicht wollen, dann wissen Sie jetzt wenigstens, warum.
Und nun, schlafen Sie gut. Wenn Sie noch dürfen.

Und sonst: Guten Morgen.

Nachbemerkung und Dank

Danken möchte ich vor allem meiner Einzigen, Heide, die mir zwei wunderbare Gründe für dieses Buch gebar und mir, nachdem das erledigt war, auch noch die Zeit einräumte, es zu verfertigen. Ihre Zeit, wohlgemerkt, die sie dann mit den beiden Kleinen zwischen Milchbäuerchen und Legosteinen verbrachte, damit der Papa in Ruhe arbeiten konnte.
Somit wäre dieser Text ohne sie nie zustande gekommen, und zwar in zwiefacher Hinsicht.
Natürlich danken wir vier besonders unserer Hebamme Claudia, die gehoben hat, dass es eine Art hatte. Und zwar nicht nur meine Söhne aus dem Schoß ihrer Mutter, sondern damit auch ein wenig dieses Büchlein aus der Taufe.
Danken möchte ich auch Piet Klocke, den meisten sicher als Zwangsvertretung des verschwommenen Musikwissenschaftlers Professor Schmitt-Hindemith bekannt, der aber, und das wissen leider viel zu wenige, zudem ein brillanter Beobachter komplexer Naturphänomene und ein guter Freund ist und ohne den der Kontakt zu dem Verlag, der dieses Werk als erstes aufzulegen die Ehre besaß, nicht zustande gekommen wäre.
Zu danken habe ich außerdem Klaus Fricke, dem Lektor jenes Hauses, der sich damals flugs durch die

Installation einer eigenen Tochter in den Zustand allgemeiner Sachkenntnis, den zu behandelnden Kasus betreffend, erhob und der das Wagnis auf sich nahm, ein Buch mit jemandem zu produzieren, der in sprachlichen wie humoristischen Dingen nicht gerade als kompromissbereit gilt und dessen Witz nicht selten in nur spärlich besiedelten humoristischen Nischen einigermaßen fröhliche Urständ feiert. Seine Langmut, welche in schwesterlicher Nachbarschaft zu fachlicher Beschlagenheit siedelt, sei besungen, auch von späteren Generationen, und deshalb auch wieder hier von mir, und das lauthals!

Besonders zu danken ist nun aber auch und besonders Marco Ortu, Agent, Vertrauter, Verleger und Lektor in praller Personalunion, der es sich, wiewohl die Welt im Würgegriff der Seuche ächzte und ihn wie den Autor dieser Zeilen zu hektischer, aber dennoch ertragsloser Betriebsamkeit zwang, nicht nehmen ließ, dies Büchlein erneut und sorgfältig zu prüfen, auf daß kein auktorialer Lapsus das Lesevergnügen trübe und die Freude des Lesers, der Leserin, des Leserles und aller zudem denkbaren, lesenden humanen Manifestationen gleichermaßen eine vollkommene sei.

Lob, Preis und tief empfundener Dank auch ihm!

Zu danken ist ferner, ohne Anspruch auf Vollständigkeit:
Meinen Eltern dafür, daß sie da sind, und meinen Schwiegereltern dafür, daß sie dazugekommen und geblieben sind, meiner Großmutter Nelli, die, entgegen der Meinung vieler, geahnt hatte, daß mal was aus mir werden könnte, allerdings nie genau sagte, was, Henning, Claudia, Lennie, Moritz und Annabelle, Arne, Katharina, Rudi, Ella, Hans-Jürgen, Kim und Nils, Irmi, Christian und Katarina, Silke und Angelika, Dr. Dönig nebst allen Kindern, die ich im Lauf der Zeit kennen und schätzen lernen durfte und die, wider alle Vernunft, nicht unerheblich zu dem Wunsch beigetragen haben, selbst welche zu bekommen, Christian Eggert, Frank »NullNull« Schulz, Ralf »Ralleweberderweberralle« Weber und Guntmar »zu lang!« Feuerstein, die mir in vielerlei Hinsicht den Weg ebneten, ohne dabei die Richtung vorzugeben, sowie allen anderen, die guten Willens waren und sind.

Ich verneige mich und

»Möge der Wind in euerm Rücken
nie euer eigener sein!«

Literaturverzeichnis »Halt mal, Schatz!«

»Ab durch die Mitte! Raus aus Mamas Bauch in drei Schritten, ein Wegweiser.«,
reichhaltig bebildert, mit umfangreichem Kartenmaterial im Anhang, Hrsg. Dr. Giselher Armbruster, Facharzt für Kinderbeilkunde und Leiter des Axtmuseums Halberstadt, Bechtermünz, 1999

»Die Hebammensprechstunde«,
Ingeborg Stadelmann, 5. Aufl. 1996, Eigenverlag, An der Schmiede 1, 87 487 Ermengerst

»Kindersprechstunde«,
Wolfgang Goebel, Michaela Glöckler, 11. Aufl. 1995, Urachhaus, Stuttgart

»Elternsprechstunde«,
ebda.

»Onkelsprechstunde«,
ebda.

»Schwippschwagersprechstunde«,
Termine nur nach Absprache. Mit wem, wird gesondert bekannt gegeben, auch da.

»Halt`s Maul!«, Das Stillbuch,
Hannah Tritop, Eigenverlag, Stummgasse 22, 01537 Mundhalten

»Warum?« Lexikon sämtlicher Kinderfragen der ersten vier Lebensjahre,
732. Aufl., 126 Bände, Halbleinen, 4.532.128 Seiten, Dünndruck, Lesefädchen, 3-tägige Erg. Lfg., Hrsg. Dr. Christl Odmonnek-Faulhaber und Prof. Rigomar Getzlassmadies, Institut für Brachialpädagogik und Schleuderpädiatrie der Gesamthochschule Husum, F.A. Brockhaus, 2000

»Alles Wesentliche über Sex«
Eine Handreichung für den Privatgebrauch.
Spezialausgabe für die mittleren Stände. 4 Seiten, 12 techn. Zeichnungen in Aktivkohle, auch Text, engl. Broschur, Hrsg. Ministerium für Gesundheit, Danke, Familie, Jugend, Sport, Frauen, Arithmetik und Besorgung, Bonn, 1998

»Sind so kleine Füße...«
Klagelied eines Schuhmachers,
Oper von Albert Lorzing, 3 Akte in Öl auf Leinwand, in einer Aufnahme des Philharmonischen Holzblasensembles der freiwilligen Feuerwehr Havixbeck aus dem Jahre 1968 unter der Leitung von Chefpyroman Chrisсztopfshzctz Horty, Deutsche Grammophon, 1969

»Bringt Jod und heißes Wasser!«
Vom Suchen verschwundener Legosteine im Kinderzimmer und vom Finden durch Drauftreten,
Loseblattsammlung »Fußchirurgie heute«, Nachlfg. 4/76, Deutsche Gesellschaft für Extremitätenkunde, Fußpflege und Zehensingen, Bad Wandersheim, 1976

»Hier kocht der Chef!« Eine Erregung.
Aufsatz über die Gefahren der Spezialkindernahrung
in: »Brust raus, Bauch rein!«, Fachblatt des Lactatgewerbes und Zentralorgan des »Verbandes Stillen bis in's hohe Alter«, sowie der Gesellschaft zur Verhinderung von Maroditis mit allen Mitteln, Köln und Wetzlar, 1997

Über den Autor

Es war nicht seine sportliche Statur,
seine Beredsamkeit und Bildung,
nicht das teure Parfum,
nicht das geschliffene Parlieren,
nicht seine intellektuelle Präsenz
oder seine laszive Körperlichkeit,
die tigerhafte Elastizität seiner Bewegungen,
die betörende Musikanz seiner Stimme,
nein, es war nur die Magie seines Blickes,
die Frauen wehrlos machte, ja, sie gar zwang,
im weitläufigen Gelände seiner Brust Schutz zu suchen
vor den Unbilden und Nachstellungen
des täglichen Einerlei,
willenlos,
glücklich,
entrückt.

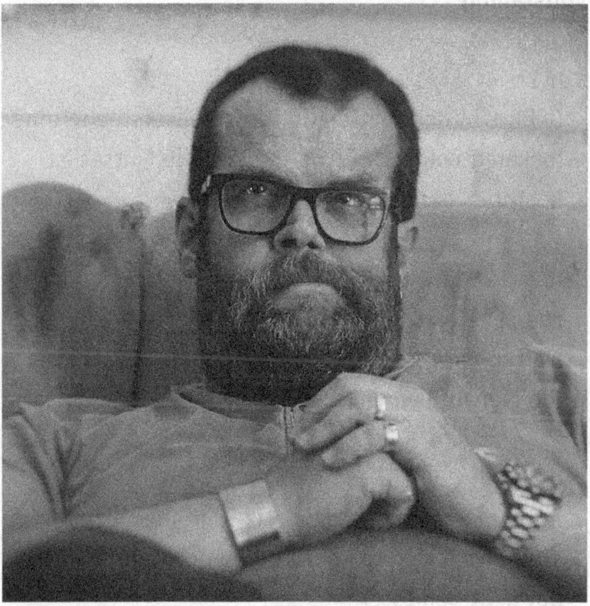

Biographischer Abriss, der leichteren Verständlichkeit wegen in tabellarischer Form und wegen anhaltender Gesundheit des Beschriebenen unvollständig

1961

Geburt in den letzten Julitagen als erstes in einer lockeren Folge ähnlicher Kinder, die Mutter ist Lehrerin, der Vater zweiunddreißig

1967–1982

zuerst reibungslose, gegen Ende jedoch von Verwerfungen gekennzeichnete Schulzeit, wichtiger: die Liebste kennen und allsogleich lieben gelernt

1983

Aufnahme eines Germanistik- und Geschichtsstudiums, erfolgreicher Abbruch desselben nach nur acht Semestern

1987

Buchhändlerlehre und erste kabarettistische Erfahrungen in Kneipen, noch naturalentlohnt

1992

mit Frank Goosen Gründung und monatliche Durchführung von »Tresenlesen«, einer literarisch-kabarettistischen Dienstleistung, endlich mit barer Münze vergolten, bald auch Scheine, deshalb:

1994

Stornierung der Buchhändlerkarriere und hauptamtliches Kabarettieren auf allen deutschsprachigen Bühnen im Ruhrgebiet, anschließend auch darüber hinaus, immer auch kleinere Beiträge für Rund-, Fern-, Seh- und Eckfunk

1997

Geburt des ersten Sohnes Jakob

1999

Beginn der außerordentlich Früchte tragenden Zusammenarbeit mit Guntmar Feuerstein, dadurch Bekanntschaft mit Lambert Lombard-Lambert, mitunter sehr gelacht

2000

Geburt des zweiten Sohnes Aaron

Ende von »Tresenlesen«, als Reaktion auf diesen Casus Installation des ersten Soloprogramms »Wenn Worte reden könnten oder: 14 Tage im Leben einer Stunde«, Familie Kleffmann beginnt, für WDR 2 ins Blaue zu fahren

2001

erste Auflage des vorliegenden Werkes

2012

»Halt mal, Schatz!« unterliegt allgemeinem und landesweitem Vergriff

2015

der erste Sohn wird volljährig, Glück und Stolz wohnen bei uns

2018

der zweite Sohn wird volljährig, Glück und Stolz beschließen zu bleiben

2020

endlich, auf vielstimmiges Verlangen Einzelner die hier vorliegende Neuauflage, diesmal in eigener Regie und auch vom Autor nicht nur aus sentimentalen Belangen begrüßt

bisher, ab jetzt und fürderhin:

allgemeine Zufriedenheit, ja Glück.

»Aus is.«

Robert Mitchum zu Richard Widmark in dem Westernepos »Dodge City – eine Stadt voller Lastwagen«, das Lagerfeuer mit kräftigem Mittelstrahl löschend